2023

최신 · 적중 임상병리사를 위한

의료관계법규 예상문제

편집부 편

정문각 JMK

차례

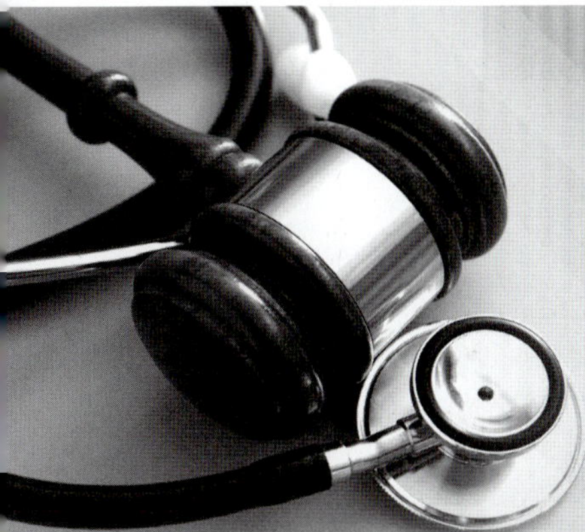

01

의료법

의료법

예상문제

01. 「의료법」의 시행령은?

① 헌법 ② 법률 ③ 대통령령
④ 보건복지부령 ⑤ 조례

02. 「의료법」의 시행규칙은?

① 헌법 ② 국무총리령 ③ 대통령령
④ 보건복지부령 ⑤ 조례

03. 의료법의 목적은?

① 보건의료를 효율적으로 제공하기 위해서이다.
② 의료인의 사명과 권리를 규정하기 위해서이다.
③ 국민의료에 필요한 사항을 규정함으로서의 적정을 기하여 국민의 건강을 보호 · 증진하기 위해서이다.
④ 병원의 운영과 의료인의 면허 등에 관한 사항을 규정하기 위해서이다.
⑤ 질병을 예방하여 국민의 건강을 보호하기 위해서이다.

해설 〈법1조: 목적〉『모든 국민이 수준 높은 의료 혜택을 받을 수 있도록 국민의료에 필요한 사항을 규정함으로써 국민의 건강을 보호하고 증진함을 목적으로 한다.』

04. 「의료법」상 간호사의 임무가 <u>아닌</u> 것은?

① 한의사의 지도하에 시행하는 진료의 보조
② 임산부 및 신생아에 대한 보건과 양호지도
③ 간호조무사가 수행하는 업무보조에 대한 지도
④ 간호 요구자에 대한 교육 · 상담 및 건강증진을 위한 활동의 기획과 수행
⑤ 환자의 간호요구에 대한 관찰, 자료수집, 간호판단 및 요양을 위한 간호

해설 〈법2조: 의료인〉
• 조산사 : 조산과 임산부 및 신생아에 대한 보건과 양호지도
• 간호사 : 다음 각 업무를 임무
가. 환자의 간호요구에 대한 관찰, 자료수집, 간호판단 및 요양을 위한 간호
나. 의사, 치과의사, 한의사의 지도하에 시행하는 진료의 보조
다. 간호 요구자에 대한 교육 · 상담 및 건강증진을 위한 활동의 기획과 수행, 그 밖의 대통령령으로 정하는 보건활동
라. 간호조무사가 수행하는 업무보조에 대한 지도

정답

01. ③ 02. ④ 03. ③
04. ②

05. 「의료법」상 의료인에 속하지 않는 자는?

① 의사 ② 약사 ③ 간호사
④ 한의사 ⑤ 치과의사

해설 〈법2조: 의료인〉

06. 의료법에 의한 의료인을 모두 열거한 것은?

① 한의사, 의사, 조산사, 약사, 간호사
② 의사, 치과의사, 약사, 조산사, 간호사
③ 의사, 치과의사, 한의사, 간호사, 조산사
④ 의사, 치과의사, 한의사, 간호사, 의료기사
⑤ 의사, 한의사, 간호사, 약사, 의료기사

해설 〈법2조: 의료인〉

07. 모자보건전문가가 행하는 모자보건 및 가족계획 활동에 종사함을 임무로 하는 의료인은?

① 의사 ② 조산사 ③ 한의사
④ 간호사 ⑤ 치과의사

해설 〈법2조: 의료인〉

08. 의료인이 되기 위해서는 누구로부터 면허를 받아야 하는가?

① 행정안전부장관 ② 질병관리청장
③ 보건복지부장관 ④ 보건소장
⑤ 시 · 도지사

해설 〈법2조: 의료인〉

09. 「의료법」상 의료인은 몇 종류인가?

① 3종류 ② 4종류 ③ 5종류
④ 6종류 ⑤ 7종류

해설 〈법2조: 의료인〉

10. 간호사의 임무 중 대통령령으로 정하는 보건활동이 아닌 것은?

① 모자보건활동 ② 보건진료원 ③ 가족계획활동
④ 조산과 임산부 양호 ⑤ 결핵관리요원

해설 〈법2조: 의료인, 영2조〉

정답

05. ② 06. ③ 07. ④
08. ③ 09. ③ 10. ④

11. 의료인 중 임산부 및 신생아에 대한 보건과 양호지도를 임무로 하는 자는?

① 의사 ② 치과의사 ③ 한의사
④ 간호사 ⑤ 조산사

해설 〈법2조: 의료인〉

12. 의료인의 임무에 대한 설명으로 옳지 않은 것은?

① 의사 : 의료와 보건지도에 종사
② 치과의사 : 치과의료 및 구강보건지도에 종사
③ 한의사 : 한방의료와 한방보건지도에 종사
④ 조산사 : 임산부에 대한 진료의 보조
⑤ 간호사 : 간호 또는 진료보조 및 보건활동

해설 〈법2조: 의료인〉

13. 「의료법」상 의료기관의 종류별 시설기준에서 입원실이 필요 없는 의료기관은?

① 병원 ② 치과병원 ③ 한방병원
④ 요양병원 ⑤ 종합병원

해설 〈법2조의2: 병원 등, 규칙34조: 의료기관의 종류별 시설기준, 별표3〉
- 병원 · 치과병원 · 한방병원 및 요양병원은 30개 이상의 병상(병원 · 한방병원만 해당한다) 또는 요양병상(요양병원만 해당하며, 장기입원이 필요한 환자를 대상으로 의료행위를 하기 위하여 설치한 병상을 말한다)을 갖추어야 한다.
- 종합병원은 입원환자 100명 이상, 병원 · 요양병원 · 한방병원의 경우는 30명 이상을 수용할 수 있는 입원실을 설치해야 한다.

14. 「의료법」상 의료기관의 종별은?

① 3종 ② 5종 ③ 7종
④ 10종 ⑤ 12종

해설 〈법3조: 의료기관〉 1. 의원급 의료기관: 의원, 치과의원, 한의원(3종), 2. 조산원, 3. 병원급 의료기관: 병원, 치과병원, 한방병원, 요양병원, 정신병원, 종합병원(6종).

15. 「의료법」상 병원급 의료기관의 종별은?

① 3종 ② 4종 ③ 6종
④ 9종 ⑤ 12종

해설 〈법3조: 의료기관〉 병원급 의료기관: 의사, 치과의사 또는 한의사가 주로 입원환자를 대상으로 의료행위를 하는 병원급 의료기관(6종)으로서 병원, 치과병원, 한방병원, 요양병원, 정신병원, 종합병원.

정답

11. ⑤ 12. ④ 13. ②
14 ④ 15. ③

16. 「의료법」상 의료기관의 종류별 표준 업무를 정하여 고시할 수 있는 자는?

① 대통령 ② 보건복지부장관
③ 국민건강보험심사위원장 ④ 국무총리
⑤ 의료기관의 장

해설 〈법3조: 의료기관〉 보건복지부장관은 보건의료정책에 필요하다고 인정하는 경우에는 의료기관의 종류별 표준업무를 정하여 고시할 수 있다.

17. 「의료법」상 의료기관 설명으로 옳은 것은?

① 의원, 치과의원, 한의원은 병원급 의료기관이다.
② 병원, 치과병원은 의원급 의료기관이다.
③ 노인전문병원은 병원급 의료기관이다.
④ 의료재활시설은 요양병원에 포함되지 않는다.
⑤ 병원의 명칭을 사용하기 위한 요건의 병상수는 30병상 이상이다.

해설 〈법3조: 의료기관〉 병원 · 치과병원 · 한방병원 및 요양병원(이하 "병원등"이라 한다)은 30개 이상의 병상(병원 · 한방병원만 해당한다) 또는 요양병상(요양병원만 해당하며, 장기입원이 필요한 환자를 대상으로 의료행위를 하기 위하여 설치한 병상을 말한다)을 갖추어야 한다.

18. 의사, 치과의사 또는 한의사가 주로 입원환자를 대상으로 의료행위를 하는 의료기관이 아닌 것은?

① 병원 ② 치과병원
③ 한방병원 ④ 요양병원
⑤ 의원

해설 〈법3조: 의료기관〉

19. 의료법에서 병원급에 해당하는 의료기관이 아닌 것은?

① 조산원 ② 한방병원
③ 치과병원 ④ 종합병원
⑤ 병원

해설 〈법3조: 의료기관〉

20. 의료법에서 정한 의료기관이 아닌 것은?

① 요양병원 ② 종합병원
③ 의원 ④ 치과병원
⑤ 약국

해설 〈법3조: 의료기관〉『의료기관의 종류(10개): 종합병원 · 병원 · 치과병원 · 한방병원 · 요양병원 · 정신병원 · 의원 · 치과의원 · 한의원 · 조산원』

정답

16. ② 17. ⑤ 18. ⑤
19. ① 20. ⑤

21. 종합병원의 병상수로서 옳은 것은?

① 20개 이상
② 40개 이상
③ 60개 이상
④ 80개 이상
⑤ 100개 이상

해설 〈법3조: 의료기관〉

22. 300병상을 초과하는 경우 종합병원에 반드시 설치해야 하는 진료과목은?

① 4개 이상
② 8개 이상
③ 9개 이상
④ 10개 이상
⑤ 12개 이상

해설 〈법3조: 의료기관〉『종합병원이 설치하여야 하는 진료과 : 내과, 외과, 소아청소년과, 산부인과, 영상의학과, 마취통증의학과, 진단검사의학과 또는 병리과, 정신과 및 치과를 포함한 9개 이상의 진료과목. 다만, 300병상 이하인 경우에는 내과 · 외과 · 소아청소년과 · 산부인과 중 3개 진료과목, 영상의학과, 마취통증의학과와 진단검사의학과 또는 병리과를 포함한 7개 이상의 진료과목』

23. 요양병원은 몇 병상 이상이어야 하는가?

① 30병상
② 80병상
③ 100병상
④ 200병상
⑤ 제한을 받지 않는다.

해설 〈법3조: 의료기관, 규칙34조: 의료기관 종류별 시설기준, 별표3〉

24. 병원의 병상수로 옳은 것은?

① 20병상 이상
② 30병상 이상
③ 80병상 이상
④ 진료에 지장이 없는 시설
⑤ 입원시설의 제한을 받지 않음

해설 〈법3조: 의료기관〉『병원급의 병상 수: 30병상 이상(치과병원은 입원시설의 제한을 받지 아니함)』

25. 100병상 이상 300병상 이하인 경우 종합병원에서 설치해야 할 필수과목은?

① 영상의학과 · 진단검사의학과 또는 병리과 · 마취통증의학과
② 진단방사선과 · 내과 · 결핵과
③ 산부인과 · 내과 · 흉곽외과
④ 소아과 · 치과 · 간호과
⑤ 산부인과 · 일반외과 · 신경정신과

해설 〈법3조: 의료기관〉

정답

21. ⑤ 22. ③ 23. ①
24. ② 25. ①

26. 병원에 대한 설명으로 옳지 않은 것은?

① 병원 · 치과병원 · 한방병원 · 요양병원 · 정신병원이 있다.
② 30병상 이상이 있어야 한다.
③ 치과병원은 입원시설의 제한이 없다.
④ 각 병원에 각각 의사 · 치과의사 · 한의사가 종사한다.
⑤ 병리해부실 시설을 갖추어야 한다.

해설 〈법3조: 의료기관〉 정신병원

27. 종합병원의 설명으로 옳지 않은 것은?

① 300병상 초과하는 경우 9개 진료과목 이상이 있어야 한다.
② 입원환자 100인 이상을 수용할 수 있는 시설을 갖추어야 한다.
③ 종합병원은 의사 및 치과의사가 의료를 행하는 곳이다.
④ 100~300병상 이하인 경우 7개 진료과목 이상이 있어야 한다.
⑤ 종합병원은 각과마다 전문의가 있을 필요가 없다.

해설 〈법3조: 의료기관〉

28. 의료기관에 대한 설명으로 틀린 것은?

① 의료인이 공중 또는 특정다수인을 위하여 의료 · 조산의 업을 행하는 곳이다.
② 의료기관의 종별은 10종이 있다.
③ 의원 · 치과의원 · 한의원은 주로 외래환자에 대하여 의료를 행할 목적으로 개설하는 의료기관이다.
④ 의원 · 치과의원 · 한의원이 병실을 갖출 경우 30병상 이상을 설치해야 한다.
⑤ 300병상 이상의 병상을 갖출 경우 정신건강의학과를 반드시 설치해야 한다.

해설 〈법3조: 의료기관〉

29. 요양병원에서 진료할 수 있는 의료인은?

① 약사 ② 조산사
③ 간호사 ④ 의사
⑤ 영양사

해설 〈법3조〉

정답

26. ⑤ 27. ⑤ 28. ④
29. ④

30. 100병상 이상 300병상 이하인 경우 종합병원이 갖추어야 할 법정 필수 진료과는?

가. 영상의학과	나. 피부과
다. 마취통증의학과	라. 재활의학과

① 가, 나, 다　② 가, 다　③ 나, 라
④ 라　⑤ 가, 나, 다, 라

해설 〈법3조: 의료기관, 규칙43조〉 종합병원에서 표시할 수 있는 진료과목 수는 35개

31. 입원시설의 제한을 받지 않는 의료기관은?

① 종합병원　② 치과병원　③ 요양병원
④ 한방병원　⑤ 병원

해설 〈법3조: 의료기관〉

32. 한방병원의 최소 입원 병상 수는?

① 20개 이상　② 30개 이상　③ 40개 이상
④ 50개 이상　⑤ 100개 이상

해설 〈법3조의2: 병원등〉

33. 「의료법」상 300병상을 초과하는 경우 몇 개 이상의 진료과목을 갖추고 있어야 하는가?

① 7개　② 9개　③ 12개
④ 15개　⑤ 30개

해설 〈법3조의3: 종합병원〉

34. 300병상을 초과하는 종합병원에 설치하지 않아도 되는 진료과목은?

① 내과, 외과　② 정형외과, 신경과
③ 정신건강의학과, 치과　④ 소아청소년과, 산부인과
⑤ 영상의학과, 마취통증의학과

해설 〈법3조의3: 종합병원〉 300병상을 초과하는 경우에는 내과, 외과, 소아청소년과, 산부인과, 영상의학과, 마취통증의학과, 진단검사의학과 또는 병리과, 정신건강의학과 및 치과를 포함한 9개 이상의 진료과목을 갖추고 각 진료과목마다 전속하는 전문의를 둘 것.

35. 종합병원의 최소 입원 병상 수는?

① 30병상 이상　② 100병상 이하　③ 100병상 이상
④ 200병상 이상　⑤ 300병상 이상

해설 〈법3조의3: 종합병원〉

정답

30. ②　31. ②　32. ②
33. ②　34. ②　35. ③

36. 300병상 이하의 종합병원에 설치할 수 있는 진료과목이 아닌 것은?

① 병리과 ② 산부인과
③ 소아청소년과 ④ 마취통증의학과
⑤ 정신건강의학과

해설 〈법3조의3: 종합병원〉

37. 300병상을 초과하는 종합병원에서 반드시 갖추어야 하는 진료과목은?

① 영상의학과, 신경외과
② 영상의학과, 정형외과
③ 치과, 정신건강의학과
④ 마취통증의학과, 성형외과
⑤ 응급의학과, 진단검사의학과

해설 〈법3조의3: 종합병원〉

38. 7개 이상의 진료과목을 갖춘 종합병원의 입원 병상 수는?

① 30개 이상의 병상 ② 100개 이상의 병상
③ 100병상 이상~200병상 이하 ④ 100병상 이상~300병상 이하
⑤ 300개 이상의 병상

해설 〈법3조의3: 종합병원〉

39. 「의료법」상 지정된 상급종합병원에서 외국인환자 유치 제한과 관련하여 "보건복지부령으로 정하는 병상 수"는?

① 병상 수의 100분의 1 ② 병상 수의 100분의 2
③ 병상 수의 100분의 3 ④ 병상 수의 100분의 4
⑤ 병상 수의 100분의 5

해설 〈법3조의4: 상급종합병원 지정, 규칙19조의 5: 상급종합병원의 외국인환자 유치 제한〉
• "보건복지부령으로 정하는 병상 수"란 지정된 상급종합병원의 병상 수의 100분의 5를 말한다. 이 경우 병상 수를 계산할 때 환자 1명만을 수용하는 입원실에 외국인환자가 입원한 경우에는 그 병상은 병상 수에 산입하지 아니한다.

40. 상급종합병원의 지정요건이 아닌 것은?

① 200병상 이상의 병상을 갖춘 중증질환 취급병원일 것
② 보건복지부령으로 정하는 인력 · 시설 · 장비 등을 갖출 것
③ 전문의가 되려는 자를 수련시키는 의료기관일 것
④ 질병군별 환자구성 비율이 보건복지부령으로 정하는 기준에 해당할 것
⑤ 20개 이상의 진료과목을 갖추고 각 진료과목마다 전속하는 전문의를 둘 것

해설 〈법3조의4: 상급종합병원 지정〉

정답

36. ⑤ 37. ③ 38. ④
39. ⑤ 40. ①

41. 「의료법」상 아래의 요건을 갖춘 병원은?

> 가. 특정 진료과목이나 특정 질환 등에 대하여 난이도가 높은 의료행위를 하는 곳
> 나. 특정 질환별 · 진료과목별 환자의 구성비율 등이 보건복지부령으로 정하는 기준에 해당할 것
> 다. 보건복지부령으로 정하는 수 이상의 진료과목을 갖추고 각 진료과목마다 전속하는 전문의를 둘 것

① 치과병원 ② 한방병원 ③ 요양병원
④ 종합병원 ⑤ 전문병원

해설 〈법3조의5: 전문병원 지정〉

42. 「의료법」상 보건복지부장관은 전문병원으로 지정받은 의료기관에 대하여 몇 년마다 평가를 실시하여 전문병원으로 재지정할 수 있는가?

① 1년 ② 2년 ③ 3년
④ 4년 ⑤ 5년

해설 〈법3조의5: 전문병원 지정〉

43. 「의료법」상 환자와 보호자가 의료행위를 하는 사람의 신분을 알 수 있도록 의료인, 의료기사, 간호조무사 등에 명찰을 달도록 지시 · 감독하는 자는?

① 중앙회장 ② 보건복지부장관
③ 질병관리청장 ④ 의료기관의 장
⑤ 병원협회의 장

해설 〈법4조: 의료인과 의료기관의 장의 의무〉
- 의료기관의 장은 환자와 보호자가 의료행위를 하는 사람의 신분을 알 수 있도록 의료인, 의료행위를 하는 학생, 간호조무사 및 의료기사에게 의료기관 내에서 대통령령으로 정하는 바에 따라 명찰을 달도록 지시 · 감독하여야 한다. 다만, 응급의료상황, 수술실 내인 경우, 의료행위를 하지 아니할 때, 그 밖에 대통령령으로 정하는 경우에는 명찰을 달지 아니하도록 할 수 있다.

44. 「의료법」상 의료기관의 장은 입원 환자를 보호하고 병원감염을 예방하기 위하여 필요하다고 인정하는 경우는 외부인의 입원 환자에 대한 별도의 기준을 마련하여 운영할 수 있는 것은?

① 예약 ② 방문 ③ 회진
④ 면담 ⑤ 대면 및 비대면

해설 〈법4조: 의료인과 의료기관의 장의 의무, 규칙1조의2: 입원환자 방문 기준〉
- 의료기관의 장은 입원 환자를 보호하고 병원감염을 예방하기 위하여 필요하다고 인정하는 경우에는 외부인의 입원 환자에 대한 방문 기준을 별도로 마련하여 운영할 수 있다.

정답

41. ⑤ 42. ③ 43. ④
44 ②

45. 한 번 사용한 일회용 의료기기를 다시 환자에게 사용하여 사람의 생명 또는 신체에 중대한 위해를 발생하게 된 경우의 처분은?

① 경고 ② 벌금 ③ 과태료
④ 면허취소 ⑤ 자격정지

해설 〈법4조: 의료인과 의료기관의 장의 의무, 법65조: 면허 취소와 재교부〉

46. 의료인 및 의료기관장의 의무는?

> 가. 의료의 질을 향상
> 나. 병원감염을 예방
> 다. 의료기술의 발전
> 라. 환자에게 최선의 의료서비스 제공

① 가, 나, 다 ② 가, 다
③ 나, 라 ④ 라
⑤ 가, 나, 다, 라

해설 〈법4조: 의료인과 의료기관의 장의 의무〉

47. 의료법상 의료기관의 장은 환자와 보호자가 의료행위를 하는 사람의 신분을 알 수 있도록 명찰 착용을 지시 · 감독하여야 한다. 명찰의 표시 내용에 포함하지 않는 것은?

① 약사 명칭과 이름
② 의사 명칭과 이름
③ 의료기사 명칭과 이름
④ 간호조무사 명칭과 이름
⑤ 학생의 전공분야 명칭 및 성명

해설 〈법4조: 의료인과 의료기관의 장의 의무, 영2조의2: 명찰의 표시 내용 등〉

48. 간호 · 간병 통합서비스에 관한 설명으로 옳은 것은?

① 대통령령으로 정하는 인력, 시설, 운영 등의 기준을 준수하여야 한다.
② 간호 · 간병통합서비스 제공의무기관은 의원급 의료기관이다.
③ 간호사, 간호조무사, 간병지원인력이 간호 · 간병통합서비스 제공인력이다.
④ 서비스 제공기관은 보호자등의 입원실 내 상주를 시켜야 한다.
⑤ 외래 환자를 대상으로 보호자 등이 상주하지 않고 포괄적으로 제공되는 입원서비스이다.

해설 〈법4조의2: 간호 · 간병통합서비스 제공 등〉

01 의료법

정답

45. ④ 46. ⑤ 47. ①
48. ③

49. 의사 · 치과의사 · 한의사 면허 응시자격에 해당되지 않는 것은?

① 의학을 전공하는 대학을 졸업하고 의학사 학위를 받은 자
② 치과의학을 전공하는 대학을 졸업하고 치과의학사 학위를 받은 자
③ 한방의학을 전공하는 대학을 졸업하고 한의학사 학위를 받은 자
④ 보건복지부장관이 인정하는 외국의 의과대학 · 치과대학 또는 한의과대학을 졸업한 자
⑤ 보건복지부장관이 인정하는 외국의 해당 대학을 졸업하고 해당 면허를 받은 자로서 예비시험에 합격한 자

해설 〈법5조: 의사 · 치과의사 및 한의사 면허〉『외국의 의과대학 · 치과대학 또는 한의과대학을 졸업한 자는 해당 면허를 받아야 함』

50. 「의료법」상 면허를 2개 소유하는 의료인은?

① 한의사　② 치과의사　③ 의사
④ 간호사　⑤ 조산사

해설 〈법6조: 조산사 면허〉

51. 조산사수습의료기관으로 지정받을 수 있는 의료기관은?

가. 내과수련병원	나. 소아청소년과 수련병원
다. 외과수련병원	라. 산부인과 수련병원

① 가, 나, 다　② 가, 다　③ 나, 라
④ 라　⑤ 가, 나, 다, 라

해설 〈법6조: 조산사 면허〉

52. 조산사의 수습기관지정을 받으려면 월평균 분만건수는?

① 50건 이상　② 100건 이상　③ 150건 이상
④ 200건 이상　⑤ 제한없음

해설 〈법6조: 조산사 면허, 규칙3조〉

53. 조산에 관한 수습기관에서 수습생의 정원은?

① 월평균 분만건수의 10분의1 이내
② 월평균 분만건수의 10분의1 이상
③ 월평균 분만건수의 20분의1 이내
④ 월평균 분만건수의 20분의1 이상
⑤ 해당수습기관에 있는 간호사의 2분의 1이내

해설 〈법6조: 조산사 면허, 규칙3조: 조산 수습의료기관 및 수습생 정원〉

정답

49. ④　50. ⑤　51. ③
52. ②　53. ①

54. 간호사는 조산사국가시험에 응시하기 위하여 의료기관에서 얼마의 조산 수습과정을 마쳐야 하는가?

① 6개월 ② 1년 ③ 15개월
④ 2년 ⑤ 3년

해설 〈법6조: 조산사 면허〉

55. 의료인의 결격사유가 아닌 것은?

① 마약 또는 대마 중독자
② 전문의가 인정하는 정신질환자
③ 향정신성의약품 중독자
④ 신체장애자
⑤ 피성년후견인 · 피한정후견인

해설 〈법8조: 결격사유 등〉

56. 의료인의 결격사유 설명으로 옳지 않은 것은?

① 전문의가 인정하는 정신질환자
② 마약 · 대마 · 향정신성의약품 중독자
③ 금고 이상의 형의 선고유예를 받고 그 유예기간 중에 있는 자
④ 금고 이상의 형의 집행유예를 선고받고 그 유예기간이 지난 후 3년이 지나지 아니한 자
⑤ 금고 이상의 실형을 선고받고 그 집행이 끝나거나 그 집행을 받지 아니하기로 확정된 후 5년이 지나지 아니한 자

해설 〈법8조: 결격사유〉 등

57. 의료인의 국가시험에서 시험장소는 시험실시 얼마 전에 공고하여야 하는가?

① 30일 ② 40일 ③ 50일
④ 60일 ⑤ 90일

해설 〈법9조: 국가시험 등, 영4조〉

58. 의료법이 규정한 의사국가시험의 시행자는?

① 정부인사위원회 ② 보건복지부장관
③ 행정안전부장관 ④ 질병관리청장
⑤ 대한의학협회장

해설 〈법9조: 국가시험 등〉

정답

54. ② 55. ④ 56. ④
57. ① 58. ②

59. 의료인 국가시험공고 내용이 아닌 것은?

① 시험일시 ② 시험장소 ③ 시험과목
④ 면허발급 ⑤ 응시원서 제출기간

해설 〈법9조: 국가시험 등, 영4조〉

60. 의료인의 국가시험등의 시행 횟수는?

① 매년 1회 이내 ② 매년 1회 이상 ③ 매년 2회
④ 분기별 1회 이상 ⑤ 매년 3회

해설 〈법9조: 국가시험 등, 영4조〉

61. 「의료법」상 의료인 국가시험에 관한 설명 중 옳지 않은 것은?

① 국가시험 등에 필요한 사항은 대통령령으로 정한다.
② 국가시험등관리기관의 장은 국가시험등의 합격자를 결정하여 발표한다
③ 보건복지부장관은 매년 1회 이상 국가시험과 예비시험을 시행하여야 한다.
④ 시험장소는 지역별응시인원이 확정된 후 시험 실시 30일 전까지 공고할 수 있다.
⑤ 국가시험등관리기관의 장은 국민의 건강 보호를 위하여 긴급하게 의료인력을 충원할 필요가 있다고 보건복지부장관이 인정하는 경우에는 공고기간을 연장할 수 있다.

해설 〈법9조: 국가시험〉
- 국가시험등관리기관의 장은 국가시험등을 실시하려면 미리 보건복지부장관의 승인을 받아 시험 일시, 시험 장소, 시험과목, 응시원서 제출기간, 그 밖에 시험의 실시에 관하여 필요한 사항을 시험 실시 90일 전까지 공고하여야 한다. 다만, 시험장소는 지역별 응시인원이 확정된 후 시험 실시 30일 전까지 공고할 수 있다.
- 국가시험등관리기관의 장은 국민의 건강 보호를 위하여 긴급하게 의료인력을 충원할 필요가 있다고 보건복지부장관이 인정하는 경우에는 공고기간을 단축할 수 있다.

62. 국가시험에 합격한 의사의 면허증 발급 시기는?

① 합격자 발표 후 10일 이내
② 합격자 발표 후 14일 이내
③ 면허증의 발급신청 후 10일 이내
④ 면허증의 발급신청 후 14일 이내
⑤ 면허증의 발급신청 후 3월 이내

해설 〈법9조: 국가시험 등, 영8조, 규칙4조〉

정답

59. ④ 60. ② 61. ⑤
62. ④

63. 「의료법」상 의료인 국가시험에 관한 설명으로 옳지 않은 것은?

① 보건복지부장관은 매년 1회 이상 국가시험과 예비시험을 시행하여야 한다.
② 보건복지부장관은 국가시험등의 관리를 대통령령으로 정하는 바에 따라 시험관리 능력이 있다고 인정하는 관계전문기관에 맡길 수 있다.
③ 국가시험등관리기관의장은 의료인 국가시험등의 공고를 시험실시 60일 전에 공고하여야 한다.
④ 국가시험등관리기관의 장은 국가시험등을 실시할 때마다 시험과목별로 전문지식을 갖춘 자 중에서 시험위원을 위촉한다.
⑤ 의사 · 치과의사 · 한의사의 예비시험의 시험과목 · 시험방법 및 합격자결정방법은 보건복지부령으로 정한다.

해설 〈법9조: 국가시험 등, 영4 · 6 · 8조, 규칙2조, 별표2〉『국가시험등의 공고를 시험실시 90일 전에 공고하여야 한다.』

64. 다음 (　　) 안에 들어갈 말을 순서대로 나열한 것은?

> 가. 의료법의 시행령은 (　　)령으로 정한다.
> 나. 의료인의 국가시험등에 관하여 필요한 사항은 (　　)령으로 정한다.
> 다. 면허의 등록과 면허증에 관하여 필요한 사항은(　　)령으로 정한다.
> 라. 의료인의 품위 손상 행위의 범위는 (　　)령으로 정한다.

① 대통령－대통령－대통령－대통령
② 보건복지부－대통령－국무총리－대통령
③ 대통령－대통령－보건복지부－ 대통령
④ 보건복지부－대통령－보건복지부－보건복지부
⑤ 보건복지부－보건복지부－보건복지부－보건복지부

해설 〈법9조: 국가시험 등, 법11조: 면허 조건과 등록, 법66조: 시 · 도가 보조할 경비〉

65. 「의료법」상 부정행위를 한 자는 수험이 정지되거나 합격이 무효가 된 사람에 대하여 처분의 사유와 위반 정도 등을 고려하여 대통령령으로 정하는 바에 따라 그 다음에 치러지는 국가시험등의 응시를 제한할 수 있는 횟수의 범위는?

① 없음　② 1회　③ 2회
④ 3회　⑤ 5년

해설 〈법10조: 응시자격 제한〉 보건복지부장관은 부정행위를 한 자는 수험이 정지되거나 합격이 무효가 된 사람에 대하여 처분의 사유와 위반 정도등을 고려하여 대통령령으로 정하는 바에 따라 그 다음에 치러지는 이 법에 따른 국가시험등의 응시를 3회의 범위에서 제한할 수 있다.

정답

63. ③　64. ③　65. ④

66. 「의료법」상 국가시험등 응시제한 횟수는?

> 가. 본인이 작성한 답안지를 다른 사람과 교환하는 행위
> 나. 시험 중에 다른 사람을 위해 시험 답안 등을 알려주거나 엿보게 하는 행위
> 다. 시험 중에 다른 사람의 답안지 또는 문제지를 엿보고 본인의 답안지를 작성하는 행위

① 1회 ② 2회 ③ 3회
④ 4회 ⑤ 5회

(해설) 〈법10조: 응시자격 제한, 영9조의2: 국가시험등 응시제한 기준〉

67. 보건복지가족부장관이 의료인에 대하여 면허의 조건을 붙일 수 있는 경우는?

① 의료보험정책상 필요시
② 진료시책상 필요시
③ 국민건강증진정책상 필요시
④ 보건의료시책상 필요시
⑤ 지역보건정책상 필요시

(해설) 〈법11조: 면허 조건과 등록〉

68. 「의료법」상 취소된 면허를 재발급 받으려는 자는 신청서에 면허취소의 원인이 된 사유가 소멸하거나 개전의 정이 현저하다고 인정될 수 있는 서류와 사진을 첨부하여 누구를 거쳐 보건복지부장관에게 제출하는가?

① 시 · 도지사 ② 보건소장 ③ 중앙회장
④ 소속 의료기관의장 ⑤ 시장, 군수, 구청장

(해설) 〈법11조: 면허 조건과 등록, 규칙6조: 면허증 재발급〉 취소된 면허를 재발급 받으려는 자는 신청서에 면허취소의 원인이 된 사유가 소멸하거나 개전의 정이 현저하다고 인정될 수 있는 서류와 사진2장을 첨부하여 특별시장 · 광역시장 · 특별자치시장 · 도지사 또는특별자치도지사(이하 "시 · 도지사"라 한다)를 거쳐 보건복지부장관에게 제출해야 한다.

69. 「의료법」상 보건복지부장관은 보건의료 시책에 필요하다고 인정하면 3년 이내의 기간을 정하여 특정 지역에 종사할 것을 면허의 조건으로 붙일 수 있다. 보건복지부장관이 정하는 특정 지역은?

① 보건행정 취약지
② 보건의료 취약지
③ 보건환경 취약지
④ 국 · 공 · 사립 보건의학연구기관 취약지
⑤ 보건의학연구기관의 기초의학 분야 취약지

(해설) 〈법11조: 면허 조건과 등록, 영10조〉

정답

66. ② 67. ④ 68. ①
69. ②

70. 보건복지부장관은 (　　)에 필요하다고 인정하면 (　　) 이내의 기간을 정하여 특정지역이나 특정업무에 종사할 것을 면허를 조건으로 붙일 수 있다. (　　) 안에 알맞은 말은?

① 보건의료 시책 : 1년　　② 보건의료 시책 : 2년
③ 보건의료 시책 : 3년　　④ 보건정책 : 2년
⑤ 보건정책 : 3년

해설 〈법11조: 면허 조건과 등록〉

71. 「의료법」상 보건복지부장관은 보건의료 시책에 필요하다고 인정하면 3년 이내의 기간을 정하여 특정 업무에 종사할 것을 면허의 조건으로 붙일 수 있다. 보건복지부장관이 정하는 특정 업무는?

① 보건행정 업무
② 보건의료 지원업무
③ 보건환경개선 및 지원업무
④ 국 · 공 · 사립 대학 보건과학연구기관 지원 업무
⑤ 국 · 공립 보건의료기관의 업무와 국 · 공 · 사립 보건의학연구기관의 기초의학 분야에 속하는 업무

해설 〈법11조: 면허 조건과 등록, 영10조〉

72. 면허의 조건에 대한 설명으로 옳지 않은 것은?

① 보건의료시책상 필요하다고 인정될 때 보건복지부장관이 시행한다.
② 면허를 내줄 때 4년 이내의 기간을 정하여 종사할 것을 면허의 조건으로 붙일 수 있다.
③ 특정 지역이라 함은 보건복지가족부장관이 정하는 보건의료취약지를 말한다.
④ 특정 업무라 함은 국 · 공립의 보건의료기관의 업무를 말한다.
⑤ 특정 업무라 함은 국 · 공 · 사립의 보건의학연구기관의 기초의학 분야에 속하는 업무를 말한다.

해설 〈법11조: 면허 조건과 등록, 영10조〉 『면허의 조건기간: 3년 이내』

73. 의료인의 면허갱신 및 재교부의 발행자는?

① 대통령　　② 보건복지부장관
③ 국립보건원장　　④ 국립의료원장
⑤ 시 · 도지사

해설 〈법11조: 면허 조건과 등록, 규칙6조〉

정답

70. ③　71. ⑤　72. ②
73. ②

74. 「의료법」상 의료인의 권리와 의무 중 아래 내용에 해당하는 것은?

> 가. 의료인이 하는 의료 · 조산 · 간호 등 의료기술의 시행에 대하여는 이 법이나 다른 법령에 따로 규정된 경우 외에는 누구든지 간섭하지 못한다.
> 나. 누구든지 의료기관의 의료용 시설 · 기재 · 약품, 그 밖의 기물 등을 파괴 · 손상하거나 의료기관을 점거하여 진료를 방해하여서는 아니 되며, 이를 교사하거나 방조하여서는 아니 된다.

① 의료기술 등에 대한 보호 ② 의료기재 압류 금지
③ 기구 등 우선 공급 ④ 진료거부 금지
⑤ 비밀누설 금지

해설 〈법12조: 의료기술 등에 대한 보호〉

75. 의료법에서 의료인의 의무 중 피해자의 고소가 있어야 공소제기를 할 수 있는 위반 사항은?

① 진료거부
② 정보누설
③ 태아 성 감별행위
④ 진단서교부 거부
⑤ 처방전교부 거부

해설 〈법12~23조, 법 88조: 벌칙〉 비밀누설을 위반한 자에 대한 공소는 고소가 있어야 한다.

76. 의료법에서 의료인의 권리에 해당하는 것은?

① 진료거부 금지 ② 비밀누설 금지
③ 의료기재 압류가능 ④ 기구 등 우선공급
⑤ 태아 성 감별 행위 등 금지

해설 〈법12~26조〉 의료기술 등에 대한 보호, 의료기재 압류 금지, 기구 등 우선공급은 의료인의 권리.

77. 의료법에서 의료인의 의무 중 위반 시 벌칙 규칙이 없는 것은?

① 진료거부 ② 변사체 신고하지 않음
③ 환자의 요양방법 지도하지 않음 ④ 진료기록부 사실과 다르게 수정
⑤ 부당한 경제적 이익 등의 취득

해설 〈법12~26조〉

78. 의료인의 의무 중 처벌규정에 해당되지 않는 것은?

① 요양방법지도 ② 비밀누설의 금지
③ 진료기록부의 송부 ④ 처방전 작성과 교부
⑤ 진료거부 금지

해설 〈법12~26조〉

정답

74. ① 75. ② 76. ④
77. ③ 78. ①

79. 의료인에 대한 의료기술등의 보호에 대한 설명으로 옳지 않은 것은?

① 의료인이 하는 의료 · 조산 · 간호 등 의료행위에 대하여는 이 법이나 다른 법령에 따로 규정된 경우 외에는 누구든지 간섭하지 못한다.

② 의료기관의 의료용 시설 · 기재 · 약품, 그 밖의 기물 등을 파괴 · 손상하여서는 아니 된다.

③ 의료기관을 점거하여 진료를 방해하여서는 아니 된다.

④ 의료기관을 점거하여 진료를 방해를 교사하거나 방조행위를 하여서는 아니 된다.

⑤ 의료 · 조산 · 간호 등 의료행위에 대하여 질병관리청장은 간섭할 수 있다.

해설 〈법12조: 의료기술 등에 대한 보호〉

80. 의료인에게 압류할 수 없는 것은?

가. 기구	나. 약품	다. 재료	라. 시설

① 가, 나, 다　② 가, 다　③ 나, 라
④ 라　⑤ 가, 나, 다, 라

해설 〈법13조: 의료기재 압류 금지〉

81. 의료인의 권리로서 우선적으로 공급받을 수 있는 것은?

가. 기구	나. 약품	다. 재료	라. 시설

① 가, 나, 다　② 가, 다　③ 나, 라
④ 라　⑤ 가, 나, 다, 라

해설 〈법14조: 기구 등 우선공급〉

82. 「의료법」상 의료인의 의무에 관한 설명 중 틀린 것은?

① 진료나 조산 요청을 받으면 정당한 사유 없이 거부하지 못한다.

② 의사는 자신이 진찰하거나 검안한 자에 대한 진단서 · 검안서 또는 증명서 교부를 요구받은 때에는 정당한 사유 없이 거부하지 못한다.

③ 환자의 처방전을 환자를 대신하여 환자의 직계존속 등 노인의료복지시설에서 근무하는 사람 등에 처방전을 교부하거나 발송할 수 있으며 대리수령자는 환자를 대리하여 그 처방전을 수령할 수 있다.

④ 진료기록부등 보존 업무 및 전자의무기록 작성 · 보관 · 관리 업무를 하면서 알게 된 다른 사람의 정보를 누설하거나 발표하지 못한다.

⑤ 의료인은 태아 성 감별을 목적으로 임부를 진찰하거나 검사하여서는 아니 되며, 같은 목적을 위한 다른 사람의 행위를 도와줄 수도 있다.

해설 〈법15조: 진료거부 금지 등, 법17조: 진단서 등, 법17조의2: 처방전, 법19조: 비밀 누설 금지, 법20조: 태아 성 감별 행위 등 금지〉

정답

79. ⑤　80. ①　81. ⑤
82. ⑤

83. 의료기관 세탁물 처리를 할 수 있는 자는?

① 약사 ② 수의사 ③ 산업환경기사
④ 위생사 ⑤ 조산사

해설 〈법16조: 세탁물 처리〉

84. 세탁물처리업은 누구에게 신고하는가?

① 보건복지부장관 ② 시 · 도지사
③ 보건소장 ④ 질병관리청장
⑤ 특별자치시장 · 특별자치도지사 · 시장 · 군수 · 구청장

해설 〈법16조: 세탁물 처리〉

85. 의료기관 세탁물을 처리할 수 있는 자는?

① 방사선사 ② 보건복지부장관에게 신고한 자
③ 수의사 ④ 시장 · 군수 · 구청장에게 신고한 자
⑤ 질병관리청장이 지정한 자

해설 〈법16조: 세탁물 처리〉『의료기관 세탁물 처리자: 의료인 · 의료기관 또는 특별자치시장, 특별자치도지사, 시장 · 군수 · 구청장에게 신고한 자』

86. 진단서, 검안서, 증명서를 교부할 수 있는 자는?

① 의사, 한의사, 조산사
② 의사, 치과의사, 한의사
③ 의사, 치과의사, 간호사
④ 의사, 한의사, 약사
⑤ 의사, 치과의사, 보건의료정보관리사

해설 〈법17조: 진단서 등〉

87. 출생, 사망, 사산증명서 교부를 하지 못하는 자는?

① 한의사 ② 조산사 ③ 의사
④ 치과의사 ⑤ 소아과 전문의

해설 〈법17조: 진단서 등〉

88. 진료 중이던 환자가 최종 진료 시부터 몇 시간 이내에 사망한 경우 다시 진료하지 않고 진단서를 발급할 수 있는가?

① 12시간 ② 24시간 ③ 36시간
④ 48시간 ⑤ 60시간

해설 〈법17조: 진단서 등〉

정답

83. ⑤ 84. ⑤ 85. ④
86. ② 87. ④ 88. ④

89. 환자를 직접 진찰한 의사가 부득이 한 사유로 진단서를 발급할 수 없으면 누구 진단서를 발급할 수 있는가?

① 그 병원의 병원장이 발급할 수 있다.
② 해당 분야의 전문의가진료기록부 등에 따라 발급할 수 있다.
③ 관할보건소장이 교부할 수 있다.
④ 같은 의료기관에 종사하는 다른 의사가 진료기록부 등에 따라 발급할 수 있다.
⑤ 교부할 수 없다.

해설 〈법17조: 진단서 등〉

90. 진단서를 교부할 수 있는 사람은?

가. 치과의사	나. 의사	다. 한의사	라. 조산사

① 가, 나, 다
② 가, 다
③ 나, 라
④ 라
⑤ 가, 나, 다, 라

해설 〈법17조: 진단서 등〉

91. 의료인으로서 사산의 증명을 할 수 있는 자는?

가. 간호사	나. 한의사	다. 치과의사	라. 조산사

① 가, 나, 다
② 가, 다
③ 나, 라
④ 라
⑤ 가, 나, 다, 라

해설 〈법17조: 진단서 등〉

92. 「의료법」상 처방전 대리처방이 가능하지 않은 사람은?

① 환자의 형제 · 자매
② 환자 배우자의 직계존속
③ 환자 배우자의 형제 · 자매
④ 장애인 거주시설에서 근무하는 사람
⑤ 노인의료복지시설에서 근무하는 사람

해설 〈법17조의2: 처방전〉

정답

89. ④ 90. ① 91. ③
92. ③

93. 「의료법」상 의료인의 의무 중 처방전에 관한 설명으로 옳은 것은?

① 의사, 치과의사만 처방전을 환자에게 교부할 수 있다.
② 어떠한 경우라도 환자의 처방전을 환자를 대리하여 수령할 수 없다.
③ 처방전의 작성 시 환자가 요구하면 질병분류기호는 반드시 기재해야 한다.
④ 누구든지 정당한 사유없이 전자처방전에 저장된 개인정보를 탐지하거나 누출 · 변조 또는 훼손할 수 없다.
⑤ 의사는 환자를 치료하기 위하여 필요한 경우 다음 내원 일에 사용할 의약품에 대하여 미리 처방전을 발급할 수 없다.

해설 〈법17조의2: 처방전〉

94. 처방전의 기재사항 중 환자가 요구할 경우에 기재하지 않는 것은?

① 환자성명
② 질병분류기호
③ 처방의약품 명칭
④ 환자 주민등록번호
⑤ 의료인의 면허종류

해설 〈법18조: 처방전 작성과 교부, 규칙12조〉

95. 태아의 성 감별행위의 금지에 대한 설명으로 옳지 않은 것은?

① 의료인은 태아의 성 감별을 목적으로 임부를 진찰하여서는 아니 된다.
② 의료인은 태아의 성별을 그 가족에게 알게 하여서는 아니 된다.
③ 의료인은 태아의 성별을 가족 외에 다른 사람에게도 알게 하여서는 아니 된다.
④ 의료인은 태아의 성감별을 목적으로 임부를 검사하여서는 아니 된다.
⑤ 의료인은 태아의 성별을 임부에게는 제한적으로 알게 할 수도 있다.

해설 〈법20조: 태아 성 감별 행위 등 금지〉

96. 「의료법」상 입원한 환자에 관한 기록의 열람이나 사본의 발급을 요청할 수 있는 친족의 범위가 아닌 것은?

① 환자의 딸 ② 환자의 친척 ③ 환자의 장모
④ 환자의 배우자 ⑤ 환자의 할아버지

해설 〈법21조: 기록열람〉
- 환자의 배우자, 직계 존속 · 비속, 형제 · 자매(환자의 배우자 및 직계 존속 · 비속, 배우자의 직계존속이 모두 없는 경우에 한정한다) 또는 배우자의 직계 존속이 환자 본인의 동의서와 친족관계임을 나타내는 증명서 등을 첨부하는 등 보건복지부령으로 정하는 요건을 갖추어 요청한 경우

정답

93. ④ 94. ② 95. ⑤
96. ②

97. 환자의 기록 열람을 요청할 수 있는 자는?

① 환자본인, 배우자만 가능
② 환자본인, 배우자, 배우자 형제 · 자매
③ 환자대리인, 배우자의 직계비속
④ 환자의 직계존속 · 비속, 배우자 형제 · 자매
⑤ 환자의 배우자, 환자의 직계존속 · 비속, 배우자의 직계존속

해설 〈법21조: 기록 열람 등〉

98. 「의료법」상 환자에 관한 기록 열람 등의 요건 중 환자의 배우자 및 직계 존속 · 비속, 배우자의 직계존속이 모두 없는 경우에 기록 열람이나 사본 발급을 요청할 수 있는 자는?

① 장인 · 장모
② 사촌
③ 형제 · 자매
④ 오촌
⑤ 기록열람 불가

해설 〈법21조: 기록 열람 등〉
- 환자의 배우자, 직계 존속 · 비속, 형제 · 자매(환자의 배우자 및 직계 존속 · 비속, 배우자의 직계존속이 모두 없는 경우에 한정한다) 또는 배우자의 직계 존속이 환자 본인의 동의서와 친족관계임을 나타내는 증명서 등을 첨부하는 등 보건복지부령으로 정하는 요건을 갖추어 요청한 경우.

99. 환자의 기록열람 등에 응하지 않아도 되는 사항은?

① 환자의 배우자가 기록열람 요구 시
② 환자의 직계존속이 기록열람 요구 시
③ 환자의 직계비속이 기록열람 요구 시
④ 세무공무원의 직무수행상 필요한 경우
⑤ 환자의 배우자 직계존속이 기록열람 요구 시

해설 〈법21조: 기록 열람 등〉

100. 「의료법」상 의료기록 보존 기간이 다른 하나는?

① 환자명부
② 조산기록부
③ 검사내용 및 검사소견기록
④ 진단서부본
⑤ 간호기록부

해설 〈법22조: 진료기록부 등, 규칙15조〉

정답

97. ⑤ 98. ③ 99. ④
100. ④

101. 「의료법」상 진료기록부에서 기록하지 않아도 될 사항은?

① 주된 증상 ② 진료 경과
③ 치료 내용 ④ 진료 예약 일시
⑤ 진단결과 또는 진단명

해설 〈법22조: 진료기록부 등〉 진료기록부에 기록할 사항
- 진료를 받은 사람의 주소 · 성명 · 연락처 · 주민등록번호 등 인적사항
- 주된 증상. 이 경우 의사가 필요하다고 인정하면 주된 증상과 관련한 병력 · 가족력을 추가로 기록할 수 있다.
- 진단결과 또는 진단명
- 진료경과(외래환자는 재진환자로서 증상 · 상태, 치료내용이 변동되어 의사가 그 변동을 기록할 필요가 있다고 인정하는 환자만 해당한다)
- 치료 내용(주사 · 투약 · 처치 등)
- 진료 일시(日時)

102. 진료에 관한 기록의 보존 서류의 보관 순서가 짧은 순으로 나열한 것은?

① 처방전 – 조산기록부 – 진단서
② 처방전 – 수술기록 – 간호기록부
③ 처방전 – 진료기록부 – 환자 명부
④ 진단서 – 처방전 – 진료기록부 또는 수술기록
⑤ 진단서 – 검사내용 및 소견 기록 – 진료기록부

해설 〈법22조: 진료기록부 등, 규칙15조: 진료에 관한 기록의 보존〉

103. 진료기록부의 기재사항이 아닌 것은?

① 환자의 주소, 성명
② 환자의 주민등록번호
③ 환자의 진료경과
④ 병력 및 가족력
⑤ 진료비

해설 〈법22조: 진료기록부 등, 규칙14조〉

104. 진료에 관한 기록과 그 보존기간의 연결이 잘못된 것은?

① 환자의 명부 : 5년
② 처방전 : 2년
③ 진료기록부 : 10년
④ 수술기록 : 5년
⑤ 진단서등 부본 : 3년

해설 〈법22조: 진료기록부 등, 규칙15조〉

정답

101. ④ 102. ⑤ 103. ⑤
104. ④

105. 진료에 관한 기록을 10년간 보관해야 하는 경우는?

가. 수술기록	나. 환자의 명부
다. 진료기록부	라. 조산기록부

① 가, 나, 다 ② 가, 다 ③ 나, 라
④ 라 ⑤ 가, 나, 다, 라

해설 〈법22조: 진료기록부 등, 규칙15조〉

106. 의약품공급자로부터 판매촉진을 목적으로 의료인이 부당한 경제적 이익 등의 취득금지 사항이 아닌 것은?

① 금전지원 ② 물품지원 ③ 편익지원
④ 향응지원 ⑤ 학술대회지원

해설 〈법23조2: 전자의무기록의 표준화 등〉

107. 「의료법」상 의료인이 환자 및 보호자에게 지도해 주어야 할 사항은?

① 진찰방법 ② 검사방법 ③ 처치방법
④ 요양방법 ⑤ 진단방법

해설 〈법24조: 요양방법 지도〉

108. 의료인의 실태와 취업상황 등 신고서를 작성하여 누구에게 제출하는가?

① 시장 · 군수 · 구청장
② 시 · 도지사
③ 의료기관의 장
④ 의료인단체 중앙회장
⑤ 질병관리청장

해설 〈규칙17조: 의료인의 실태 등의 신고 및 보고〉 중앙회장 → 반기별로 보건복지부장관에게 보고.

109. 「의료법」상 의료인은 대통령령으로 정하는 바에 따라 최초로 면허를 받은 후부터 3년마다 그 실태와 취업상황 등을 누구에게 신고하여야 하는가?

① 중앙회장 ② 보건소장
③ 질병관리청장 ④ 국가시험위원장
⑤ 보건복지부장관

해설 〈법25조: 신고〉
• 의료인은 대통령령으로 정하는 바에 따라 최초로 면허를 받은 후부터 3년마다 그 실태와 취업상황 등을 보건복지부장관에게 신고하여야 한다.

정답

105. ② 106. ⑤ 107. ④
108. ④ 109. ⑤

110. 「의료법」상 의료인은 대통령령으로 정하는 바에 따라 최초로 면허를 받은 후부터 몇 년마다 그 실태와 취업상황 등을 보건복지부장관에게 신고하여야 하는가?

① 1년 ② 3년 ③ 5년
④ 7년 ⑤ 9년

해설 〈법25조: 신고〉

111. 의사가 사체를 검안하여 변사가 의심될 때 변사체 신고는 누구에게 하는가?

① 소재지 관할 경찰서장 ② 시 · 도지사
③ 시장 · 군수 · 구청장 ④ 보건소장
⑤ 소재지 관할 검철청장

해설 〈법26조: 변사체 신고〉

112. 사체를 검안하여 변사한 것으로 의심되는 때 신고하여야 할 의무가 있는 자는?

① 수의사 ② 방사선사 ③ 간호사
④ 치과의사 ⑤ 임상병리사

해설 〈법26조: 변사체 신고〉

113. 외국의 의료인 면허를 가진 자로서 일정 기간 국내에 체류하면서 기술협력에 따른 업무 및 국제의료봉사단의 의료봉사 업무를 수행하기 위해 해야 하는 사전 조치는?

① 보건복지부장관의 허가 ② 보건복지부장관의 승인
③ 시 · 도지사의 승인 ④ 외교부장관의 허가
⑤ 한국보건산업 진흥원장의 승인

해설 〈법27조: 무면허 의료행위 등 금지, 규칙18조〉

114. 보건복지부장관의 면허를 받지 않고 할 수 있는 의료행위에 대한 설명으로 옳지 않은 것은?

① 외국과의 교육 또는 기술협력에 의한 교환교수의 업무
② 교육 연구 사업을 위한 업무
③ 의료법인의 목적사업을 위한 업무
④ 국제의료봉사단의 의료봉사업무
⑤ 국민에 대한 의료봉사활동을 위한 의료행위

해설 〈법27조: 무면허 의료행위 등 금지, 규칙18 · 19조〉

정답

110. ② 111. ① 112. ④
113. ② 114. ③

115. 의과대학 학생이 지도교수 또는 의사의 지도 감독을 받아 할 수 있는 의료행위는?

> 가. 국민에 대한 봉사를 위한 의료행위
> 나. 실습을 위하여 지도교수의 지도를 받아 하는 의료행위
> 다. 전시 사변시에 국가 및 지방자치단체의 요청에 따라 의료인의 지도를 받아 하는 의료행위
> 라. 영리를 목적으로 하는 치과병원장의 요청에 따라 하는 의료행위

① 가, 나, 다
② 가, 다
③ 나, 라
④ 라
⑤ 가, 나, 다, 라

해설 〈법27조: 무면허 의료행위 등 금지, 규칙19조〉

116. 의료인단체 설립 허가권자는?

① 대통령
② 시 · 도지사
③ 시장 · 군수 · 구청장
④ 행정안전부장관
⑤ 보건복지부장관

해설 〈법29조: 설립 허가 등〉

117. 의료인단체에 관한 사항 중 옳지 않은 것은?

① 의사는 전국적 조직을 가지는 의사회를 설립하여야 한다.
② 중앙회는 법인으로 한다.
③ 중앙회는 시 · 도에 그 지부를 설치하여야 한다.
④ 중앙회는 보건복지부장관의 승인을 받아야 한다.
⑤ 중앙회에 관하여 이 법에 규정되지 아니한 민법 중 의료법인에 관한 규정을 준용한다.

해설 〈법28조: 중앙회와 지부, 영15조〉『중앙회는 시 · 군 · 구에 분회를 설치할 수 있다』

118. 중앙회의 지부 설치는 중앙회 설립등기 완료일로 부터 얼마 이내에 해야 하는가?

① 1주일 이내 ② 2주일 이내 ③ 3주일 이내
④ 4주일 이내 ⑤ 5주일 이내

해설 〈법28조: 중앙회와 지부, 영15조〉

정답

115. ① 116. ⑤ 117. ⑤
118. ③

119. 「의료법」상 의료인의 보수교육 설명으로 옳지 않은 것은?

① 보수교육을 매년 실시하여야 한다.
② 보수교육을 연간 8시간 이상 이수하여야 한다.
③ 보수교육 증빙 서류를 5년간 보존하여야 한다.
④ 전공의, 신규 면허취득자, 치과대학의 대학원 재학생은 해당 연도의 보수교육을 면제한다.
⑤ 각 중앙회장은 보수교육을 한국보건복지인력개발원의 기관으로 하여금 실시하게 할 수 있다.

해설 〈법30조: 협조의무, 규칙20조: 보수교육〉 보수교육을 실시하는 중앙회 등은 서류를 3년간 보존하여야 한다.

120. 의료인의 자질향상을 위한 보수교육은 누가 실시하는가?

① 보건복지부장관
② 시 · 도지사
③ 시장 · 군수 · 구청장
④ 의료인단체 중앙회장
⑤ 보건소장

해설 〈법30조: 협조의무, 규칙20조: 보수교육〉

121. 의료인에 대한보수교육 실시 기관으로 옳은 것은?

> 가. 중앙회에 설치된 의학분야별 전문학회
> 나. 의과대학·치과대학·한의과대학·간호대학 및 그 부속병원
> 다. 수련병원
> 라. 교육부장관이 인정하는 대학의 관련 연구소

① 가, 나, 다 ② 가, 다 ③ 나, 라
④ 라 ⑤ 가, 나, 다, 라

해설 〈법30조: 협조 의무, 규칙20조〉

122. 의료인의 보수교육은 매년 몇 시간 이상 받아야 하는가?

① 매년 1회 이상, 8시간 이상
② 매년 1회 이상, 10시간 이상
③ 매년 1회 이상, 12시간 이상
④ 매년 2회 이상, 8시간 이상
⑤ 분기별 1회 이상, 4시간 이상

해설 〈법30조: 협조 의무, 규칙20조〉

정답

119. ③ 120. ④ 121. ①
122. ①

123. 해당 연도의 보수교육 유예 대상자는?

> 가. 해당 연도에 6개월 이상 환자 진료 업무에 종사하지 아니한 사람
> 나. 면제대상자
> 다. 보건복지부장관이 보수교육을 받기가 곤란하다고 인정하는 사람
> 라. 군복무자

① 가, 나, 다 ② 가, 다
③ 나, 라 ④ 라
⑤ 가, 나, 다, 라

(해설) 〈법30조: 협조 의무, 규칙20조〉

124. 의료인의 보수교육 관계서류 보존기간은?

① 1년 ② 2년 ③ 3년
④ 4년 ⑤ 5년

(해설) 〈법30조: 협조 의무, 규칙20조〉

125. 「의료법」상 의사와 한의사만 개설할 수 있는 의료기관은?

① 병원 ② 요양병원
③ 정신병원 ④ 한방병원
⑤ 종합병원

(해설) 〈법33조: 개설 등〉 의사, 치과의사, 한의사 또는 조산사가 아니면 의료기관을 개설할 수 없다. 이 경우 의사는 종합병원 · 병원 · 요양병원 · 정신병원 또는 의원을, 치과의사는 치과병원 또는 치과의원을, 한의사는 한방병원 · 요양병원 또는 한의원을, 조산사는 조산원만을 개설할 수 있다.

126. 「의료법」상 병원 · 요양병원 · 정신병원을 개설할 수 있는 자는?

① 의사 ② 한의사
③ 조산사 ④ 치과의사
⑤ 정신과 한방전문의

(해설) 〈법33조: 개설 등〉

127. 「의료법」상 의료기관을 개설할 수 없는 기관은?

① 국가 ② 지방자치단체
③ 의료법인 ④ 영리법인
⑤ 준정부기관

(해설) 〈법33조: 개설 등〉

정답

123. ② 124. ③ 125. ②
126. ① 127. ④

128. 「의료법」상 의료인은 의료법에 따른 의료기관을 개설하고 그 의료기관 내에서 의료업을 하여야 한다. 의료기관 외에서 의료행위를 할 수 있는 내용은?

> 가. 환자나 환자 보호자의 요청에 따라 진료하는 경우
> 나. 「응급의료에 관한 법률」 따른 응급환자를 진료하는 경우
> 다. 보건복지부령으로 정하는 바에 따라 가정간호를 하는 경우
> 라. 국가나 지방자치단체의 장이 공익상 필요하다고 인정하여 요청하는 경우

① 가, 나, 다 ② 가, 다 ③ 나, 라
④ 라 ⑤ 가, 나, 다, 라

해설 〈법33조: 개설 등〉

129. 의료기관의 개설에 대한 설명으로 옳은 것은?

① 의료인은 둘 이상의 의료기관을 개설 . 운영할 수 없다.
② 조산원을 개설할 경우에는 반드시 지도의사를 지정하지 않아도 된다.
③ 의원을 개설하고자 하는 자는 시장 · 군수 · 구청장에게 허가를 받아야 한다.
④ 병원을 개설하고자 하는 자는 시 · 도지사에게 신고하여야 한다.
⑤ 의사는 종합병원, 요양병원, 의원, 조산원을 개설할 수 있다.

해설 〈법33조: 개설 등〉

130. 한의사가 개설할 수 있는 의료기관은?

① 한방병원, 종합병원, 한의원 ② 종합병원, 치과의원 · 한의원
③ 한방병원, 요양병원, 한의원 ④ 한방병원, 요양병원, 의원
⑤ 병원, 요양병원, 한의원

해설 〈법33조: 개설 등〉

131. 경기도 수원시 장안구에서 의원을 개설하고자 할 때의 조치는?

① 경기도지사에게 신고 ② 장안구청장에게 허가
③ 수원시장에게 신고 ④ 장안구청장에게 신고
⑤ 수원시장에게 허가

해설 〈법33조: 개설 등〉

132. 경기도 수원시 팔달구에서 종합병원을 개설하고자 할 때의 조치는?

① 경기도지사에게 신고 ② 경기도지사에게 허가
③ 수원시장에게 보고 ④ 수원시장에게 신고
⑤ 팔달구청장에게 허가

해설 〈법33조: 개설 등〉

정답

128. ⑤ 129. ① 130. ③
131. ③ 132. ②

133. 「의료법」상 의료기관을 개설할 수 있는 자가 아닌 것은?

① 국가나 지방자치단체 ② 영리법인
③ 한국보훈복지의료공단 ④ 의료법인
⑤ 비영리법인

해설 〈법33조: 개설 등〉『① 의사, 치과의사, 한의사 또는 조산사, ② 국가나 지방자치단체, ③ 의료업을 목적으로 설립 된 법인, ④ 「민법」이나 특별법에 따라 설립된 비영리법인 ⑤ 「공공기관의 운영에 관한 법률」에 따른 준정부기관, 「지방의료원의 설립 및 운영에 관한 법률」에 따른 지방의료원, 「한국보훈복지의료공단법」에 따른 한국보훈복지의료공단』

134. 의원급의 의료기관을 개설하고자 하는 자는 누구에게 신고해야 하는가?

① 보건복지부장관 ② 질병관리청장
③ 시 · 도지사 ④ 보건소장
⑤ 시장 · 군수 · 구청장

해설 〈법33조: 개설 등, 규칙25 · 27조〉

135. 종합병원 · 병원 · 치과병원 · 한방병원 · 요양병원 또는 정신병원 개설에 관한 설명으로 옳은 것은?

① 시장 · 군수 · 구청장에게 신고
② 시 · 도지사에게 신고
③ 보건복지부장관에게 신고
④ 시 · 도지사의 허가
⑤ 보건복지부장관의 허가

해설 〈법33조: 개설 등, 규칙27조〉

136. 종합병원을 개설할 수 있는 자는?

① 조산사 ② 간호사 ③ 의사
④ 한의사 ⑤ 치과의사

해설 〈법33조: 개설 등〉

137. 의료기관의 개설에 관한 설명으로 옳지 않은 것은?

① 의사는 종합병원 · 병원 · 요양병원 · 정신병원 · 의원을 개설할 수 있다.
② 의료기관의 개설은 의사 · 치과의사 · 한의사만이 가능하다.
③ 치과의사는 치과 병원 · 치과의원을 개설할 수 있다.
④ 한의사는 한방병원 · 요양병원 또는 한의원을 개설할 수 있다.
⑤ 조산사는 조산원만을 개설할 수 있다.

해설 〈법33조: 개설 등〉

정답

133. ② 134. ⑤ 135. ④
136. ③ 137. ②

138. 지도의사를 두어야 하는 의료기관은?

① 안과의원　② 한방병원　③ 조산원
④ 치과병원　⑤ 의원

해설 〈법33조: 개설 등, 규칙31조〉

139. 의료법상 의료인이 개설할 수 있는 의료기관의 연결이 아닌 것은?

① 의사 : 정신병원　② 의사 : 요양병원
③ 간호사 : 조산원　④ 한의사 : 요양병원
⑤ 치과의사 : 치과병원

해설 〈법33조: 개설 등〉

140. 원격의료에 대한 설명으로 옳지 않은 것은?

① 원격의료 의료인은 의사와 한의사이다.
② 컴퓨터 · 화상통신 등 을 활용하여 원격지 의료인에 대하여 의료 지식 또는 기술을 지원할 수 있다.
③ 원격의료를 행하거나 이를 받고자 할 시 시설과 장비를 갖추어야 한다.
④ 원격으로 시행하는 자는 환자에 대하여 직접 대면하여 진료하는 경우와 동일한 책임을 진다.
⑤ 원격지 의사의 과실을 인정할 만한 명백한 근거가 없는 한 환자의 책임을 현지 의사에게 있는 것으로 본다.

해설 〈법34조: 원격의료〉

141. 원격의료를 행하거나 받으려는 자가 갖추어야 할 시설과 장비가 아닌 것은?

① 서버　② 원격진료실
③ 특수의료장비　④ 정보통신망 등의 장비
⑤ 데이터 및 화상을 전송 · 수신할 수 있는 단말기

해설 〈법34조: 원격의료, 규칙29조: 원격의료의 시설 및 장비〉

142. 「의료법」상 의료기관의 개설 특례로 설립한 의료기관에 해당하는 것은?

① 의료법인이 설립한 의료기관
② 국가 또는 지방자치단체가 설립한 의료기관
③ 「민법」에 따라 설립된 비영리 법인이 설립한 의료기관
④ 「공공기관의 운영에 관한 법률」에 따른 준정부기관이 설립한 의료기관
⑤ 의료기관 개설권자 외의 자가 그 소속직원 또는 그 가족의 건강관리를 위해 설립한 부속 의료기관

해설 〈법35조: 의료기관 개설 특례〉

정답

138. ③ 139. ③ 140. ①
141. ③ 142. ⑤

143. 의료기관의 개설특례 따른 부속의료기관을 개설하려면 누구에게 신고하는가?

① 보건소장 ② 시 · 도지사
③ 보건복지부장관 ④ 시장 · 군수 · 구청장
⑤ 의료보험공단이사장

해설 〈법35조: 의료기관 개설 특례〉

144. 의료기관의 개설특례에 해당하는 것은?

① 지방공사가 개설한 의료기관
② 지방자치단체가 개설한 의료기관
③ 의료법인이 개설한 의료기관
④ 민법 또는 특별법에 의하여 설립된 비영리법인이 개설한 의료기관
⑤ 준정부기관 외의 자가 소속직원 · 종업원 그 가족의 건강관리를 위하여 개설한 부속의료기관

해설 〈법35조: 의료기관 개설 특례, 규칙32조〉

145. 부속의료기관으로 병원급 의료기관을 개설하고자 할 때 누구의 허가를 받아야 하는가?

① 보건복지부장관 ② 질병관리청장
③ 시 · 도지사 ④ 시장 · 군수 · 구청장
⑤ 보건소장

해설 〈법35조: 의료기관 개설 특례, 규칙32조〉

146. 의료법에서 의료기관의 개설하는 자는 의료기관의 안전관리시설을 갖추어야 한다. 시설내용에 포함되지 않은 것은?

① 채광 · 환기에 관한 시설
② 방사선 위해 방지에 관한 시설
③ 전기 · 가스 등의 위해 방지에 관한 시설
④ 방충, 쥐막기, 세균오염 방지에 관한 시설
⑤ 전기누전 방지 및 수돗물 공급을 위한 자가발전시설

해설 〈법36조: 준수사항, 규칙35조〉 전기누전 방지 및 수돗물 공급을 위한 자가발전시설은 준수사항에 없음.

147. 「의료법」상 요양병원의 입원대상은?

① 감염병환자 ② 감염병의사환자 ③ 병원체보유자
④ 정신질환자 ⑤ 노인성 치매 환자

해설 〈법36조: 준수사항, 규칙36조〉

정답

143. ④ 144. ⑤ 145. ③
146. ⑤ 147. ⑤

148. 요양병원의 입원대상으로 옳은 것은?

> 가. 노인성 질환자, 노인성 치매환자
> 나. 만성질환자
> 다. 외과적 수술 후 또는 상해 후의 회복기간에 있는 자
> 라. 정신질환자

① 가, 나, 다　② 가, 다　③ 나, 라
④ 라　⑤ 가, 나, 다, 라

해설 〈규칙36조: 준수사항〉『정신질환자 및 감염성환자는 입원하지 못함』

149. 중환자실을 반드시 설치하여야 하는 의료기관은?

① 제한 없음　② 종합병원급 이상
③ 100병상 이상 종합병원　④ 300병상 이상 종합병원
⑤ 병원급 이상

해설 〈법36조: 준수사항, 규칙34조〉

150. 의료기관이 공동으로 사용할 수 있는 시설로 옳게 연결된 것은?

① 탕전실–의무기록실–급식시설–세탁처리시설–적출물소각시설
② 탕전실–물리치료실–급식시설–시체실–적출물소각시설
③ 응급실–세탁처리시설–적출물소각시설–의무기록실
④ 의무기록실–시체실–세탁처리시설–임상검사실–물리치료실
⑤ 의무기록실–조제실–세탁처리시설–적출물소각시설–자가발전시설

해설 〈법36조: , 규칙34조〉

151. 의료기관의 종류별 시설기준에서 임상검사실을 반드시 설치해야 하는 곳은?

① 의원　② 한방병원　③ 치과의원
④ 요양병원　⑤ 치과병원

해설 〈법36조: 준수사항, 규칙34조〉

152. 의료기관의 종류별 시설기준에서 의료기관에 반드시 갖추어야 하는 시설은?

① 응급실　② 입원실　③ 수술실
④ 소독시설　⑤ 임상검사실

해설 〈법36조: 준수사항, 규칙34조, 규칙 별표3〉

정답

148. ①　149. ④　150. ①
151. ⑤　152. ④

153. 의료기관에 의료기사를 두어야 하는 기준은?

① 병원 인력수급 계획에 따라
② 진료과목별로 필요한 수에 따라
③ 의사 인력 수에 비례하여
④ 병상의 규모에 따라
⑤ 입원환자 50인에 1인

해설 〈법36조: 준수사항, 규칙38조〉

154. 사회복지사를 두어야 하는 의료기관은?

① 종합병원
② 한방병원
③ 치과병원
④ 요양병원
⑤ 병원

해설 〈법36조: 준수사항, 규칙38조〉

155. 보건의료정보관리사를 두어야 하는 의료기관은?

① 병원
② 한방병원
③ 치과병원
④ 요양병원
⑤ 종합병원

해설 〈법36조: 준수사항, 규칙38조〉

156. 연평균 일일 입원환자 60명, 외래환자 120명인 병원의 의사 수는?

① 4명
② 5명
③ 6명
④ 7명
⑤ 8명

해설 〈법36조: 준수사항, 규칙38조〉

157. 연평균 1일 입원환자 60명 외래환자 180명인 병원의 의사 정원은?

① 4명
② 5명
③ 6명
④ 7명
⑤ 8명

해설 〈법36조: 준수사항, 규칙38조: 의료인 등의 정원, 별표5〉

158. 의료법상 보안장비 설치 및 보안 인력 배치를 하지 않는 의료기관은?

① 종합병원
② 100개 이상의 병상을 갖춘 병원
③ 200개 이상의 병상을 갖춘 병원
④ 100개 이상의 병상을 갖춘 요양병원
⑤ 100개 이상의 병상을 갖춘 정신병원

해설 〈규칙39조의6: 보안장비 설치 및 보안 인력 배치 기준 등〉 100개 이상의 병상을 갖춘 병원 · 정신병원 또는 종합병원을 개설하는 자는 법 제36조제11호에 따라 보안장비 설치 및 보안인력 배치 등에 관한 기준을 지켜야 한다.

정답

153. ② 154. ① 155. ⑤
156. ② 157. ③ 158. ④

159. 진단용 방사선발생장치를 설치하여 운영하려는 의료기관의 조치는?

① 보건소장에게 신고
② 시 · 도지사 허가
③ 시장 · 군수 · 구청장 허가
④ 시 · 도지사에게 신고
⑤ 시장 · 군수 · 구청장에게 신고

해설 〈법37조: 진단용 방사선 발생장치〉

160. 특수의료장비를 설치 · 운영하려면 누구에게 등록하여야 하는가?

가. 보건복지부장관	나. 보건소장
다. 시 · 도지사	라. 시장 · 군수 · 구청장

① 가, 나, 다 ② 가, 다
③ 나, 라 ④ 라
⑤ 가, 나, 다, 라

해설 〈법38조: 특수의료장비의 설치 · 운영〉

161. 의료기관 개설자가 몇 개월 이상 휴업 시 관할 시장 · 군수 · 구청장에게 신고하여야 하는가?

① 1개월 ② 2개월 ③ 3개월
④ 4개월 ⑤ 5개월

해설 〈법40조: 폐업 · 휴업 신고와 진료기록부등의 이관〉

162. 의료기관 시설 등의 공동이용의 설명으로 옳지 <u>않은</u> 것은?

① 의료인은 다른 의료기관의 장의 동의를 얻어 그 시설 · 장비 · 인력 등을 이용하여 진료 할 수있다.
② 의료기관의 장은 필요한 경우 당해 의료기관에 소속되지 아니한 의료인으로 하여금 진료를하게 할 수 있다.
③ 의료인은 다른 의료기관의 시설 · 장비 · 인력 등을 이용할 경우 시 · 도지사의 허가를 받아야 한다.
④ 다른 의료기관의 시설 등을 이용하여 진료하는 과정에서 발생한 의료사고에 대하여는 진료를 행한 의료 인의 과실로 인한 경우에는 당해 의료인이 책임을 진다.
⑤ 의료기관의 시설 · 장비 · 인력 등의 흠으로 인한 의료 사고 시는 제공한 의료기관의 개설자에게 각각 책임이 있는 것으로 본다.

해설 〈법39조: 시설 등의 공동이용〉

정답

159. ⑤ 160. ④ 161. ① 162. ③

163. 의료기관 개설자가 의료기관 폐업 또는 휴업 시 진료기록부등을 누구에게 이관하여야 하는가?

① 복건복지부장관 ② 시 장 ③ 도지사
④ 관할보건소장 ⑤ 구청장

해설 〈법40조: 폐업 · 휴업 신고와 진료기록부등의 이관, 규칙30조〉

164. 의원, 치과의원, 한의원 또는 조산원을 개설한 의료인이 얼마를 초과하여 그 의료기관을 관리할 수 없을 경우 휴업 또는 폐업 신고를 하여야 하는가?

① 1개월 ② 2개월 ③ 3개월
④ 6개월 ⑤ 1년

해설 〈법40조: 폐업 · 휴업 신고와 진료기록부등의 이관, 규칙30조〉

165. 국가나 지방자치단체에서 개설하는 의료기관이 명칭을 결정할 때 누구와 협의하는가?

① 보건복지부장관, 시 · 도지사
② 대통령, 보건복지부장관
③ 행정안전부장관, 시 · 도지사
④ 보건복지부장관, 행정안전부장관
⑤ 보건복지부장관, 시장 · 군수 · 구청장

해설 〈법42조: 의료기관명칭〉

166. 각종 병원에 당직 의료인을 두는 이유는?

① 의무기록 및 환자수술을 위하여
② 왕진 협조에 응하기 위하여
③ 연구 및 약 처방 때문에
④ 응급환자와 입원환자를 진료하기 위하여
⑤ 외래환자 및 진단서 작성을 위하여

해설 〈법41조: 당직의료인〉

167. 당직의료인의 규정에서 입원환자가 400명이었다. 당직 간호사는 몇 명인가?

① 2인 ② 3인 ③ 4인
④ 5인 ⑤ 6인

해설 〈법41조: 당직의료인, 규칙39조의5〉

정답

163. ④ 164. ④ 165. ①
166. ④ 167. ③

168. 국가나 지방자치단체에서 개설하는 의료기관의 명칭을 결정할 수 있는 자는?

① 보건복지부장관, 시 · 도지사
② 대통령, 행정안전부장관
③ 지자체단체장, 보건복지부차관
④ 대통령, 행정안전부장관
⑤ 시장 · 군수 · 구청장, 시 · 도지사

해설 〈법42조: 의료기관의 명칭〉

169. 의료기관의 명칭 표시 중 틀린 것은?

① 치과병원의 명칭표시는 치과병원이다.
② 치과의원의 명치표시는 치과의원이다.
③ 종합병원의 명칭표시는 반드시 종합병원이다.
④ 한방병원의 명칭표시는 한방병원이다.
⑤ 병원의 명칭표시는 반드시 병원이다.

해설 〈법42조: 의료기관의 명칭, 규칙29조〉

170. 「의료법」상 의료기관의 명칭표시판에 표시할 수 없는 것은?

① 전화번호
② 의료기관의 명칭
③ 의료인의 학위
④ 의료인의 성명
⑤ 의료인의 면허 종류

해설 〈법42조: 의료기관의 명칭, 규칙40조〉 의료인의 학위는 표시사항이 아님.

171. 의료기관의 명칭에 대한 설명으로 옳지 않은 것은?

① 지방자치단체가 개설하는 의료기관 명칭은 보건복지부장관이나 시 · 도지사와 협의하여 따로 정할 수 있다.
② 의료기관의 종별에 따른 명칭 앞에 고유명칭을 붙인다.
③ 개설자가 전문의인 경우에는 고유 명칭과 종별 명칭 사이에 전문 과목을 삽입 표기할 수 있다.
④ 의료기관의 명칭표시판에는 전화번호, 성명만을 표시할 수 있다.
⑤ 의료기관은 의료기관의 종별에 따르는 명칭 이외의 명칭을 사용하지 못한다.

해설 〈법42조: 의료기관의 명칭, 규칙40조〉『의료기관의 명칭표시판에는 의료기관의 명칭, 전화번호, 진료에 종사하는 의료인의 면허종류 및 성명만을 표시할 수 있다. 다만, 장소가 좁거나 그 밖에 부득이한 사유가 있는 경우에는 진료과목을 함께 표시할 수 있다.』

정답

168. ① 169. ③ 170. ③ 171. ④

172. 환자진료과목의 표시에서 종합병원의 진료과목의 수는?

① 20개 ② 25개 ③ 30개
④ 35개 ⑤ 40개 이상

해설 〈법42조: 의료기관의 명칭, 규칙41조〉

173. 환자의 진료의사 선택에서 선택 진료를 할 수 있는 의료기관이 아닌 곳은?

① 의원 ② 병원 ③ 치과병원
④ 한방병원 ⑤ 요양병원

해설 〈법46조: 환자의 진료의사 선택 등〉

174. 선택 진료에 대한 설명 중 옳지 않은 것은?

① 환자는 선택 진료의 변경 또는 해지를 요청할 수 있다.
② 보호자는 병원에서 선택 진료를 요청할 수 있다.
③ 선택 진료는 병원급 이상의 의료기관에 해당된다.
④ 환자 또는 보호자는 선택 진료를 요청할 수 있다.
⑤ 일정요건을 갖춘 선택진료라도 추가 비용을 받을 수 없다.

해설 〈법46조: 환자의 진료의사 선택 등〉

175. 의료관련감염 예방을 위하여 감염관리위원회를 두어야 하는 곳은?

① 의원 ② 치과병원 ③ 보건소
④ 종합병원 ⑤ 한의원

해설 〈법47조: 의료관련감염병, 규칙43조: 감염관리위원회 및 감염관리실의 설치 등〉 감염관리위원회 및 감염관리실의 설치는 병원(2018년 10월 1일부터 종합병원 및 100개 이상의 병상을 갖춘 병원)

176. 「의료법」상 보건복지부령으로 정하는 일정 규모 이상의 병원급 의료기관의 장은 의료관련감염 예방을 위하여 감염관리위원회와 감염관리실을 설치 · 운영하여야 하는 곳은?

① 종합병원 및 100개 이상의 병상을 갖춘 병원
② 종합병원 및 150개 이상의 병상을 갖춘 병원
③ 종합병원 및 200개 이상의 병상을 갖춘 병원
④ 종합병원 및 200개 이상의 병상을 갖춘 병원으로서 중환자실을 운영하는 의료기관
⑤ 종합병원 및 300개 이상의 병상을 갖춘 병원으로서 중환자실을 운영하는 의료기관

해설 〈법47조: 의료관련감염 예방, 규칙43조〉

정답

172. ④ 173. ① 174. ⑤
175. ④ 176. ①

177. 「의료법」상 의료기관의 장은 감염병이 유행하는 경우 해당 의료기관 내에서 업무를 수행하는 사람에게 몇 회 이상 교육을 실시해야 하는가?

① 1회 ② 2회
③ 3회 ④ 4회
⑤ 상관없음

해설 〈법47조 의료관련감염 예방, 규칙46조의2〉

178. 「의료법」상 의료기관의 장은 천재지변, 감염병 의심 상황, 집단 사망사고의 발생 등 입원환자를 다른 의료기관으로 전원(轉院)시키려면 누구에게 알리고 승인을 요청해야 하는가?

① 보건소장 ② 보건복지부장관
③ 질병관리청장 ④ 시장 · 군수 · 구청장
⑤ 역학조사관

해설 〈법47조의2: 입원환자의 전원〉

179. 의료기관에 감염관리위원회 및 감염관리실을 두어야 하는 기준은?

① 30개 이상의 병상을 갖춘 병원
② 100개 이상의 병상을 갖춘 종합병원
③ 300개 이상의 병상을 갖춘 종합병원
④ 100개 이상의 병상을 갖춘 병원급 의료기관
⑤ 300개 이상의 병상을 갖춘 병원급 의료기관

해설 〈법47조: 의료관련감염 예방〉

180. 의료법인이 그 재산을 처분하거나 정관을 변경하고자 할 때에는 누구의 허가를 받는가?

① 보건소장 ② 시 · 도지사
③ 시장 · 군수 · 구청장 ④ 의료법인중앙회
⑤ 보건복지부장관

해설 〈법48조: 설립 허가 등〉

181. 의료법인을 설립하고자 하는 자는 누구의 허가를 받아야 하는가?

① 시장 · 군수 · 구청장 ② 질병관리청장
③ 시 · 도지사 ④ 보건복지부장관
⑤ 보건소장

해설 〈법48조: 설립 허가 등〉

정답

177. ② 178. ④ 179. ④
180. ② 181. ③

182. 의료법인이 그 재산을 처분하고자 할 때 누구의 허가를 받아야 하는가?

① 지방법원장 ② 질병관리청장
③ 국세청장 ④ 시 · 도지사
⑤ 보건복지부장관

해설 〈법48조: 설립 허가 등, 영21조〉

183. 의료법인에 대한 설명으로 옳지 않은 것은?

① 재산을 처분하거나 정관을 변경하려면 시 · 도지사의 허가를 받아야 한다.
② 정관변경신청서에 정관변경에 관한 이사회의 회의록을 첨부하여야 한다.
③ 의료법인은 그 법인이 개설하는 의료기관에 필요한 시설을 갖추는 데에 필요한 자금을 보유하여야 한다.
④ 의료법인 등기를 완료한 때에는 등기를 완료한 날로부터 10일내에 시 · 도지사에게 제출하여야 한다.
⑤ 시 · 도지사는 의료법인의 검사와 감독을 위하여 소속공무원으로 하여금 의료법인의 사무 및 재산 상황을 검사하게 할 수 있다.

해설 〈법48조: 설립 허가 등, 영20 · 21조, 규칙50 · 51 · 56조〉

184. 의료법인의 부대사업이 아닌 것은?

① 의료인과 의료관계자 양성이나 보수교육
② 의료나 의학에 관한 조사 연구
③ 노인의료진료시설의 설치 · 운영
④ 부설주차장의 설치 · 운영
⑤ 휴게음식점영업

해설 〈법49조: 부대사업〉

185. 의료법인은 설립된 날로부터 언제까지 의료기관을 개설해야 하는가?

① 6개월 ② 9개월 ③ 1년
④ 2년 ⑤ 3년 이내

해설 〈법51조: 설립 허가 취소〉

186. 의료법인의 설립허가 취소요건이 아닌 것은?

① 정관으로 정한 사업 이외의 사업을 한 때
② 설립된 날로부터 1년 이내에 의료기관을 개설하지 아니한 때
③ 의료법인이 개설한 의료기관이 개설허가가 취소된 때
④ 보건복지부장관이 감독을 위하여 내린 명령을 위반한 때
⑤ 의료법으로 규정한 부대사업 이외의 사업을 한때

해설 〈법51조: 설립 허가 취소〉

정답

182. ④ 183. ④ 184. ③
185. ④ 186. ②

187. 의료인에 관련되는 의학 및 관계 전문분야의 연구 · 진흥기반을 조성하고 우수한 보건의료인을 발굴 · 활용하기 위하여 설립된 기관은?

① 의료인중앙회
② 의료인단체학술원
③ 대한민국의료기관단체연합회
④ 대한민국국제한림원
⑤ 대한민국의학한림원

해설 〈법52조의2: 대한민국의학한림원〉

188. 신의료기술의 평가에 대한 설명으로 옳지 않은 것은?

① 보건복지부에 신의료기술평가위원회를 둔다.
② 보건복지부장관은 의료기술 발전을 위해 신의료기술평가를 하여야 한다.
③ 보건복지부장관은 신의료기술평가에 관한 업무를 관계전문기관에 위탁할 수 있다.
④ 신의료기술평가위원회는 위원장 1명을 포함하여 30인 이내의 위원으로 구성한다.
⑤ 보건복지부장관은 신의료기술평가의 결과를 건강보험심사평가원의 장에게 알려야 한다.

해설 〈법53조: 신의료기술의 평가, 법54조: 신의료기술평가위원회의 설치 등, 법55조: 자료의 수집 업무 등의 위탁〉

189. 「의료법」상 의료광고를 하지 못하는 곳은?

① 신문 ② 잡지 ③ 방송
④ 인쇄물 ⑤ 인터넷

해설 〈법56조: 의료광고의 금지 등〉

190. 「의료법」상 의료광고의 금지 대상이 아닌 것은?

① 평가를 받은 신의료기술에 관한 광고
② 다른 의료인등을 비방하는 내용의 광고
③ 객관적인 사실을 과장하는 내용의 광고
④ 신문, 방송, 잡지 등을 이용하여 기사(記事) 또는 전문가의 의견 형태로 표현되는 광고
⑤ 수술 장면 등 직접적인 시술행위를 노출하는 내용의 광고

해설 〈법56조: 의료광고의 금지 등〉

정답

187. ⑤ 188. ④ 189. ③
190. ①

191. 의료기관 인증에 대한 설명 중 옳지 않은 것은?

① 의료의 질과 환자안전의 수준을 높이기 위함이다.
② 병원급 의료기관에 대한 인증을 할 수 있다.
③ 국민건강심사평가원은 의료기관 인증에 관한 업무를 전문기관에 위탁할 수 있다.
④ 보건복지부장관은 인증 전담기관에 대하여 필요한 예산을 지원할 수 있다.
⑤ 인증의 유효기간은 4년으로 한다.

해설 〈법58조: 의료광고의 인증〉

192. 의료기관 인증에 관한 내용으로 옳지 않은 것은?

① 의료기관인증위원회는 위원장 1명을 포함한15인 이내의 위원으로 구성한다.
② 보건복지부장관은 인증업무를 인증전담기관(비영리법인)에 업무를 위탁할 수 있다.
③ 위원은 노동계, 소비자단체 및 보건복지부 고위공무원등으로 구성한다.
④ 위원회의 위원장은 보건복지부차관이 된다.
⑤ 위원회의 구성 및 운영등 필요한 사항은 보건복지부령으로 정한다.

해설 〈법58조: 의료기관 인증, 법58조의2: 의료기관인증위원회〉

193. 의료기관 인증에 관한 설명으로 옳지 않은 것은?

① 인증기준의 세부 내용은 보건복지부장관이 정한다.
② 인증의 유효기간은 3년으로 한다.
③ 조건부인증의 경우에는 유효기간을 1년으로 한다.
④ 인증등급은 인증, 조건부인증 및 불인증으로 구분한다.
⑤ 인증전담기관의 장은 인증기준, 평가결과 등의 내용을 인터넷 홈페이지 등에 공표하여야 한다.

해설 〈법58조: 의료기관 인증, 법58조의3: 의료기관 인증기준 및 방법 등〉

194. 인증을 신청한 의료기관에 대하여 인증기준의 충족여부를 평가할 수 있는 자는?

① 대통령
② 시 · 도지사
③ 국민보험공단이사장
④ 보건복지부장관
⑤ 국무총리

해설 〈법58조: 의료기관 인증, 법58조의3: 의료기관 인증기준 및 방법 등〉

정답

191. ③ 192. ⑤ 193. ②
194. ④

195. 의료기관인증 기준에 해당하는 내용으로 옳은 것은?

> 가. 환자의 권리와 안전
> 나. 의료기관의 의료서비스 질 향상
> 다. 의료서비스의 제공 및 성과
> 라. 환자 만족도

① 가, 나, 다 ② 가, 다 ③ 나, 라
④ 라 ⑤ 가, 나, 다, 라

해설 〈법58조의3: 의료기관 인증기준 및 방법 등〉

196. 인증을 받으려는 의료기관의 장은 누구에게 인증 신청서를 제출하는가?

① 국무총리 ② 병원협회장
③ 시 · 도지사 ④ 의료보험공단연합회장
⑤ 인증원의 장

해설 〈법58조: 의료기관 인증, 법58조의4: 의료기관 인증의 신청〉

197. 인증마크의 사용기간은?

① 1년 ② 2년 ③ 3년
④ 4년 ⑤ 5년

해설 〈법58조: 의료기관 인증, 법58조의6: 인증서와 인증마크〉

198. 의료기관인증위원회에 대한 설명으로 옳은 것은?

① 위촉위원의 임기는 3년으로 한다.
② 위원장 1명을 포함한 20인 이내의 위원으로 구성한다.
③ 보건복지부 소속 5급 이상 공무원도 위원이 될 수 있다.
④ 시설물 안전진단에 관한 학식과 경험이 풍부한 자는 위원이 될 수 없다.
⑤ 위원장은 보건복지부차관으로 하고, 위원은 보건복지부장관이 임명 또는 위촉한다.

해설 〈법58조의2: 의료기관인증위원회〉

199. 의료기관 인증기준 및 방법에 대한 설명으로 옳은 것은?

① 인증 유효기간은 5년으로 한다.
② 인증등급은 인증, 조건부인증으로 구분한다.
③ 인증기준의 세부 내용은 보건복지부차관이 정한다.
④ 조건부인증의 경우에는 유효기간을 2년으로 한다.
⑤ 환자의 권리와 안전, 의료기관의 의료서비스 질 향상 활동, 의료기관의 인력관리, 환자의 만족도를 평가한다.

해설 〈법58조의3: 의료기관 인증기준 및 방법 등〉

정답

195. ⑤ 196. ⑤ 197. ④
198. ⑤ 199. ⑤

200. 의료기관에 의료보건정책을 위하여 필요하거나 국민보건에 대한 위해가 발생 시 보건복지부장관 또는 시 · 도지사는?

① 지도와 명령을 할 수 없다.　② 명령을 할 수 있다.
③ 협조를 구할 수 있다.　④ 지도와 명령을 할 수 있다.
⑤ 인증기관 인증서를 반납토록 한다.

해설 〈법59조: 인증의 공표 및 활용〉

201. 의료인 또는 의료기관의 개설자에게 업무개시 명령을 할 수 있는 자는?

① 질병관리청장　② 시장 · 군수 · 구청장
③ 보건소장　④ 경찰서장
⑤ 보건복지부차관

해설 〈법59조: 인증의 공표 및 활용〉 보건복지부장관, 시 · 도지사 또는 시장 · 군수 · 구청장은 의료인이나 의료기관 개설자에게 업무개시 명령을 할 수 있다.

202. 보건복지부장관이 업무개시 명령을 내릴 수 있는 경우로 옳은 것은?

가. 집단으로 휴업한 때
나. 정당한 사유없이 진료를 중단한 때
다. 집단으로 폐업한 때
라. 개설신고 또는 허가한 날로부터 4개월 이내에 정당한 사유없이 업무개시를 하지 않을 때

① 가, 나, 다　② 가, 다　③ 나, 라
④ 라　⑤ 가, 나, 다, 라

해설 〈법59조: 인증의 공표 및 활용〉

203. 보건복지부령으로 정하는 일정 규모 이상의 종합병원 개설자는 회계를 투명하게 하기 위하여 의료기관 회계기준을 지켜야 한다. 회계기준을 지켜야 하는 일정규모 이상의 종합병원은?

① 30병상 이상　② 100병상 이상
③ 150병상 이상　④ 200병상 이상
⑤ 병상 수 관계없음

해설 〈법62조: 의료기관 회계기준〉

204. 의료기관 회계기준을 지켜야 하는 일정 규모 이상의 의료기관은?

① 의원　② 병원　③ 종합병원
④ 치과병원　⑤ 한방병원

해설 〈법62조: 의료기관 회계기준〉

정답

200. ④　201. ②　202. ①
203. ②　204. ③

205. 의료기관의 폐쇄명령을 받은 자는 얼마동안 의료기관을 개설 · 운영하지 못하는가?

① 1개월
② 3개월
③ 6개월
④ 1년
⑤ 3년

해설 〈법64조: 개설 허가 취소 등〉

206. 「의료법」상 의료인의 면허를 취소하여야 하는 경우는?

① 마약 중독자
② 품위를 심하게 손상시키는 행위를 한 경우
③ 부정한 방법으로 진료비를 거짓 청구한 경우
④ 의료기사가 아닌 자에게 의료기사의 업무를 하게 한 경우
⑤ 의료기관 개설자가 될 수 없는 자에게 고용되어 의료행위를 한 경우

해설 〈법65조: 면허 취소와 재교부〉

207. 의료인의 면허를 반드시 취소하여야 하는 사유는?

① 면허를 대여한 경우
② 면허의 조건을 이행하지 않은 경우
③ 3회 이상 자격정지 처분을 받은 경우
④ 자격정지 처분 기간 중에 의료행위를 한 경우
⑤ 거짓이나 그 밖의 부정한 방법으로 의료인 면허발급 요건을 취득하거나 국가시험에 합격한 경우

해설 〈법65조: 면허취소와 재교부〉

208. 「의료법」상 의료인의 면허를 취소할 수 있는 경우가 아닌 것은?

① 면허를 대여한 경우
② 의료인의 품위를 심하게 손상시키는 행위
③ 자격 정지 처분 기간 중에 의료행위를 한 경우
④ 향정신성의약품 중독자
⑤ 일회용 의료기기를 재사용하여 사람의 생명 또는 신체에 중대한 위해를 발생하게 한 경우

해설 〈법65조: 면허 취소와 재교부〉

정답

202. ③ 203. ① 204. ⑤
204. ②

209. 의료인이 면허취소가 되면 1년 이내에 재교부를 할 수 없는 것은?

① 3회 이상 자격정지처분을 받은 때
② 면허증 빌려준 경우
③ 자격정지처분기간 중의 의료행위
④ 면허 조건을 이행하지 아니한 경우
⑤ 보건의료관계법을 위반하여 금고 이상의 형을 선고받은 때

해설 〈법65조: 면허 취소와 재교부〉

210. 「의료법」상 의료인의 면허가 취소된 후 취소 원인이 소멸되어 면허를 재교부할 때, 취소된 날로부터 2년 이내 재교부가 금지되는 사유는?

가. 3회 이상 자격정지처분을 받은 자
나. 자격 정지 처분 기간 중에 의료행위를 한 자
다. 면허를 재교부받은 사람이 관련 서류를 위조 · 변조하거나 속임수 등 부정한 방법으로 진료비를 거짓 청구한 자
라. 금고 이상의 실형을 선고받고 그 집행이 끝나거나 그 집행을 받지 아니하기로 확정된 후 5년이 지나지 아니한 자

① 가, 나, 다　② 가, 다　③ 나, 라
④ 라　⑤ 가, 나, 다, 라

해설 〈법65조: 면허 취소와 재교부〉

211. 의료인 면허가 취소된 경우에는 취소된 날부터 3년 이내에는 재교부하지 못한다. 그 사유는?

① 향정신성의약품 중독자
② 면허조건을 이행하지 않을 경우
③ 3회 이상 자격정지 처분을 받을 경우
④ 일회용 의료기기를 재사용한 경우
⑤ 일회용 의료기기를 다시 환자에게 사용하여 사람의 생명 또는 신체에 중대한 위해가 발생될 경우

해설 〈법65조: 면허 취소와 재교부〉

212. 2년 이내에 재교부하지 못하는 면허취소 사유로 옳은 것은?

① 특정지역 및 특정업무 종사에 따른 면허조건을 이행하지 아니한 경우
② 보건의료 관련 법령을 위반하여 금고 이상의 형을 선고받고 그 형의 집행이 종료되지 아니하였거나 집행을 받지 아니하기로 확정되지 아니한 경우
③ 자격정지 처분을 받은 자가 자격정지 처분 기간 중에 의료행위를 한 경우
④ 자격정지 처분을 2회 받은 경우
⑤ 자격정지 사유에 해당한 때

해설 〈법65조: 면허 취소와 재교부〉

정답

209. ④　210. ①　211. ⑤
212. ③

213. 「의료법」상 의료인의 면허가 취소된 후 취소원인이 소멸되어 면허를 재교부할 때, 취소된 날로부터 3년 이내 재교부가 금지되는 사유가 아닌 것은?

① 면허를 대여한 경우
② 향정신성의약품 중독자인 경우
③ 금고 이상의 형의 선고유예를 받고 그 유예기간 중에 있는 자로 면허가 취소된 경우
④ 수술, 수혈, 전신마취를 의료인 아닌 자에게 하게 하거나 의료인에게 면허 사항 외로 하게 한 경우
⑤ 일회용 의료기기를 다시 환자에게 사용하여 사람의 생명 또는 신체에 중대한 위해가 발생하게 한 경우

해설 〈법65조: 면허 취소와 재교부〉

214. 의료인의 면허가 취소된 경우에 재교부할 수 없는 것은?

① 피성년후견인이 된 경우
② 마약 · 대마 · 향정신성의약품 중독자
③ 자격정지 처분 기간 중에 의료행위를 한 경우
④ 거짓이나 그 밖의 부정한 방법으로 의료인 면허발급 요건을 취득한 경우
⑤ 일회용 의료기기 재사용으로 사람의 생명 또는 신체에 중대한 위해를 발생하게 한 경우

해설 〈법65조: 면허취소와 재교부〉

215. 「의료법」상 보건복지부장관이 치과의사의 면허를 취소할 수 있는 사유가 아닌 것은?

① 자격 정지 처분 기간 중에 의료행위를 하거나 3회 이상 자격정지 처분을 받은 경우
② 일회용 의료기기의 재사용 금지를 위반한 경우
③ 면허 조건을 이행하지 아니한 경우
④ 의료인 결격사유에 해당된 때
⑤ 면허를 대여한 경우

해설 〈법65조: 면허 취소와 재교부〉

216. 의료법상 면허취소 후 3년 이내에 재발급할 수 없는 자는?

① 면허를 대여한 사람
② 면허 조건을 이행하지 아니한 자
③ 마약 · 대마 · 향정신성의약품 중독자
④ 3회 이상 자격정지 처분을 받은 자
⑤ 자격정지 처분 기간중에 의료행위를 한 사람

해설 〈법65조: 면허 취소와 재교부〉

정답

213. ② 214. ④ 215. ②
216. ①

217. 「의료법」상 10년 이내에 재교부하지 못하는 의료인 면허취소 사유로 옳은 것은?

① 면허를 대여한 경우
② 면허 조건을 이행하지 아니한 경우
③ 자격정지 처분 기간 중에 의료행위를 하거나 3회 이상 자격정지 처분을 받은 경우
④ 금고 이상의 형의 선고유예를 받고 그 유예기간 중에 있는 자로 면허가 취소된 경우
⑤ 금고 이상의 실형을 선고받고 그 집행이 끝나거나 그 집행을 받지 아니하기로 확정된 후 5년이 지나지 아니한 자로 면허가 취소된 사람이 다시 같은 법을 위반한 사유로 면허가 취소된 경우

해설 〈법65조: 면허취소와 재교부〉

218. 「의료법」상 의료인의 품위손상 행위의 범위는 무엇으로 정하는가?

① 조례 ② 총리령 ③ 시행규칙
④ 대통령령 ⑤ 보건복지부령

해설 〈법66조: 자격정지 등〉
- 보건복지부장관은 의료인이 의료인의 품위를 심하게 손상시키는 행위를 한 때 1년의 범위에서 면허자격을 정지시킬 수 있다. 이 경우 의료기술과 관련한 판단이 필요한 사항에 관하여는 관계 전문가의 의견을 들어 결정할 수 있다.
- 의료인이 의료인의 품위를 심하게 손상시키는 행위의 범위는 대통령령으로 정한다.

219. 「의료법」상 의료인의 면허 자격정지 처분 범위가 아닌 것은?

① 의료법에 따른 명령을 위반한 때
② 의료인의 품위를 심하게 손상시키는 행위를 한 때
③ 진단서 · 검안서 또는 증명서를 거짓으로 작성하여 내줄 때
④ 의료기관 개설자가 될 수 없는 자에게 고용되어 의료행위를 한 때
⑤ 면허 조건을 이행하지 아니한 경우

해설 〈법66조: 자격정지 등〉 면허 조건을 이행하지 아니한 경우는 면허 취소이다.

220. 「의료법」상 보건복지부장관이 의료인 면허의 효력을 정지할 수 있는 내용으로 옳은 것은?

① 의료법에 따른 명령을 위반한 때
② 실태와 취업상항을 신고하지 아니한 때
③ 의료인의 품위를 심하게 손상시키는 행위를 한 때
④ 진단서 · 검안서 또는 증명서를 거짓으로 작성하여 내줄 때
⑤ 의료기관 개설자가 될 수 없는 자에게 고용되어 의료행위를 한 때

해설 〈법66조: 자격정지 등〉

정답

217. ⑤ 218. ④ 219. ⑤
220. ②

221. 의료인의 면허자격 정지 기간은?

① 1년 이내 ② 2년 이내 ③ 3년 이내
④ 4년 이내 ⑤ 5년 이내

해설 〈법66조: 자격정지 등〉

222. 의료인의 자격정지 처분에 해당하는 것은?

① 피한정후견인 ② 면허를 대여한 경우
③ 의료법에 의한 명령 위반 ④ 금고 이상의 형의 선고를 받았을 때
⑤ 3회 이상 정지처분을 받았을 때

해설 〈법66조: 자격정지 등〉

223. 의료인의 면허자격정지 처분 사유는?

① 면허증을 빌려 준 경우
② 피한정후견인 선고를 받을 때
③ 마약, 대마 중독자
④ 의료인이 아닌 자로 하여금 의료행위를 하게 한 때
⑤ 자격정지 처분 기간 중 의료행위를 한 때

해설 〈법66조: 자격정지 등〉

224. 의료인의 면허자격정지 사유로 옳은 것은?

① 의료인에게 면허된 이외의 의료행위를 하게 한 때
② 면허증을 빌려준 경우
③ 의료인의 품위를 심하게 손상시키는 행위를 한 때
④ 집단휴업에 단순 참여하였을 때
⑤ 향정신성의약품에 중독되었을 때

해설 〈법66조: 자격정지 등〉

225. 의료인의 품위손상행위에 해당하지 <u>않는</u> 것은?

① 학문적으로 인정되지 아니한 진료행위
② 비도덕적인 진료행위
③ 거짓 또는 과장하여 제공하는 행위
④ 의료기사가 아닌 자에게 의료기사의 업무를 시킬 경우
⑤ 전공의 선발 등 직무와 관련하여 금품을 수수하는 행위

해설 〈법66조: 자격정지 등, 영32조〉

정답

221. ① 222. ③ 223. ④
224. ③ 225. ④

226. 의료인의 자격정지에 대한 것으로 조합된 것은?

가. 의료인으로서 심히 그 품위를 손상시키는 행위를 한 때
나. 의료기관의 개설자가 될 수 없는 자에게 고용되어 의료행위를 한 때
다. 의료기사가 아닌 자로 하여금 의료기사의 업무를 하게 하거나 의료기사에게 그 업무의 범위를 일탈하게 한 때
라. 면허증을 대여한 때

① 가, 나, 다 ② 가, 다 ③ 나, 라
④ 라 ⑤ 가, 나, 다, 라

해설 〈법66조: 자격정지 등〉

227. 의료인 면허의 자격정지 요건에 해당하는 것은?

가. 면허증을 대여한 때
나. 진료기록부 등을 거짓으로 작성한 때
다. 면허조건을 이행하지 아니한 경우
라. 의료기관 개설자가 될 수 없는 자에게 고용되어 진료하는 행위

① 가, 나, 다 ② 가, 다 ③ 나, 라
④ 라 ⑤ 가, 나, 다, 라

해설 〈법66조: 자격정지 등〉

228. 의료인의 자격정지 요건에 관한 다음 사항 중 틀린 것은?

① 부정한 방법으로 진료비를 청구한 때
② 경제적 이익 등을 제공받은 때
③ 진단서, 검안서 또는 증명서를 거짓으로 작성한 때
④ 의료광고 금지사항을 위반한 때
⑤ 면허 조건을 이행하지 아니한 경우

해설 〈법66조: 자격정지 등〉

229. 다음은 의료인의 자격정지에 관한 사항이다. 맞는 사항은?

가. 의료인으로서 심히 그 품위를 손상시키는 행위를 한 때
나. 의료기관의 개설자가 될 수 없는 자에게 고용되어 의료행위를 한 때
다. 진단서, 검안서 또는 증명서를 허위로 작성하여 교부하거나 진료기록부 등을 허위를 작성한 때
라. 관련서류를 위조, 변조하거나 사위 그 밖의 부정한 방법으로 진료비를 허위 청구한 때

① 가, 나, 다 ② 가, 다 ③ 나, 라
④ 라 ⑤ 가, 나, 다, 라

해설 〈법66조: 자격정지 등〉

정답

226. ① 227. ③ 228. ⑤
229. ⑤

230. 의료인 중앙회장이 중앙회의 윤리위원회의 심의, 의결을 거쳐 보건복지부장관에게 자격정지 처분을 요구할 수 있다. 그 사유는?

① 의료법에 의한 명령을 위반한 경우
② 부정한 방법으로 진료비를 거짓 청구 한 때
③ 의료인의 품위를 심하게 손상시키는 행위를 할 때
④ 태아 성 감별 금지 위반 한 때
⑤ 의료기관 개설자가 될 수 없는 자에게 고용되어 의료행위를 한 때

해설 〈법66조의2: 중앙회의 자격정지 처분 요구 등〉

231. 「의료법」상 보건복지부장관이나 시장 · 군수 · 구청장은 의료기관의 개설허가의 취소 또는 의료기관 폐업에 해당할 때 의료업 정치처분에 갈음하여 할 수 있는 조치는?

① 면허취소
② 벌금처분
③ 자격정지
④ 과태료 처분
⑤ 과징금 처분

해설 〈법67조: 과징금 처분〉

232. 관계공무원의 직무를 행하기 위해 의료지도원을 두는 곳은?

① 보건복지부(시 · 도 및 시 · 군 · 구)
② 종합병원
③ 국립병원
④ 질병관리청
⑤ 국립보건원

해설 〈법69조: 의료지도원〉

233. 의료지도원에 관한 설명으로 옳지 않은 것은?

① 의료지도원은 보건복지부, 시 · 도 및 시 · 군 · 구에 둔다.
② 의료지도원은 보건복지부장관, 시 · 도지사 및 시장 · 군수 · 구청장이 소속 공무원 중에서 임명한다.
③ 의료지도원 및 그 밖의 공무원은 직무를 통하여 알게 된 의료기관, 의료인, 환자의 비밀을 누설하지 못한다.
④ 의료지도원은 의료분쟁을 조정할 수 있는 권한이 있다.
⑤ 의료관계 업무에 관한 지식과 경험이 풍부한 자로 임명하여야 한다.

해설 〈법69조: 의료지도원〉

정답

230. ③ 231. ⑤ 232. ①
33. ④

234. 다음은 전문의에 관한 설명이다. 가장 옳은 것은?

① 의사, 치과의사, 한의사로서 전문의가 되려는 자는 종합병원 이상에서 소정의 수련을 거치면 된다.
② 전문의 자격을 인정받지 않은 자도 진료과목과 함께 전문과목을 표시할 수 있다.
③ 전문의 자격을 인정받은 치과의사는 모든 의료기관에 전문과목을 표시할 수 있다.
④ 전문과목을 표시한 치과의원은 응급환자를 제외하고는 표시한 전문과목에 해당하는 환자만을 진료하여야 한다.
⑤ 한의사 전문의 자격은 전문과목을 표시할 수 없다.

해설 〈법77조: 전문의〉

235. 의료법에 명시된 전문간호사의 자격구분에 포함되는 것은?

가. 보건, 정신, 호스피스 전문간호사
나. 가정, 노인, 산업 전문간호사
다. 노인, 응급, 감염관리 전문간호사
라. 마취, 수술, 중환자 전문간호사

① 가, 나, 다 ② 가, 다 ③ 나, 라
④ 라 ⑤ 가, 나, 다, 라

해설 〈법78조: 전문간호사〉

236. 다음 중 간호조무사에 해당하는 내용으로 옳은 것은?

① 간호조무사는 보건복지부장관의 면허를 받아야 한다.
② 간호조무사는 시 · 도지사의 자격인정을 받아야 한다.
③ 간호조무사는 간호사의 의료행위를 대신 할 수 있다.
④ 간호조무사의 자격인정과 업무한계는 대통령령으로 정한다.
⑤ 간호조무사의 자격은 의료법 이전에 규정된 자격이다.

해설 〈법80조: 간호조무사 자격〉

237. 다음 중 옳은 내용을 모두 고른 것은?

가. 의료법인, 의료기관, 의료인은 업무에 관한 허위 과대광고를 할 수 없다.
나. 휴업 중인 의사라도 정당한 사유가 없이는 도지사의 의료개시 명령을 거부하지 못한다.
다. 치과전문의는 2014년부터 전문과목을 표시할 수 있다.
라. 안마사는 시 · 도지사의 자격인정이 필요하다.

① 가, 나, 다 ② 가, 다 ③ 나, 라
④ 라 ⑤ 가, 나, 다, 라

해설 〈가. 법56조: 의료광고의 금지 등, 나. 법59조: 지도와 명령, 다. 법77조: 전문의, 라. 법82조: 안마사〉

정답

234. ④ 235. ① 236. ②
237. ⑤

238. 시 · 도지사가 인정하는 자격은?

① 감염관리 전문간호사 ② 임상병리사
③ 간호조무사 ④ 전문의
⑤ 간호사

해설 〈법80조: 간호조무사 자격〉

239. 외국인 환자를 유치하려는 의료기관이 관련서류를 제출하는 곳은?

① 한국관광공사 ② 시 · 군 · 구
③ 질병관리청 ④ 식품의약품안전처
⑤ 한국보건산업진흥원

해설 〈법27조의2: 외국인환자 유치에 대한 등록 등, 규칙19조의6〉

240. 의료유사업자에 대한 설명으로 옳지 않은 것은?

① 종전의 규정에 의하여 자격인정을 받은 자이다.
② 접골사는 골절되거나 삐거나 겹질린 환자에 대하여 환부를 조정하고 회복시키는 응급처치 등을 한다.
③ 각 해당 의료기관에서 의사의 진료보조에 해당하는 시술을 업으로 한다.
④ 시 · 도지사의 자격인정이다.
⑤ 업무의 한계에 관한 사항은 보건복지부령으로 정한다.

해설 〈법81조: 의료유사업자〉

241. 일일(하루) 입원환자 60명, 외래환자 180명인 병원에서 의료법상의 의사의 정원은?

① 5명 ② 6명 ③ 7명
④ 8명 ⑤ 9명

해설 〈규칙38조: 의료인 등의 정원, 규칙 별표5〉

242. 「의료법」상 의료유사업자에 해당하는 것은?

① 보건의료정보관리사, 접골사, 안마사
② 안마사, 안경사, 침사
③ 안경사, 구사, 안마사
④ 안경사, 침사, 구사
⑤ 접골사, 침사, 구사

해설 〈법81조: 의료유사업자〉

정답

238. ③ 239. ⑤ 240. ③
241. ② 242. ⑤

243. 안마사에 해당하는 내용으로 옳은 내용은?

> 가. 안마사는 시 · 도지사의 자격인정이다.
> 나. 안마사는 「장애인복지법」에 따른 시각장애인만이 할 수 있다.
> 다. 특수학교 중 고등학교에 준한 교육을 하는 학교에서 안마사의 업무한계에 따라 물리적 시술에 관한 교육과정을 마쳐야 한다.
> 라. 고등학교 이상의 교육을 받고 보건복지부장관이 지정하는 안마수련기관에서 2년 이상의 안마수련과정을 마친 자

① 가, 나, 다 ② 가, 다 ③ 나, 라
④ 라 ⑤ 가, 나, 다, 라

해설 〈법82조: 안마사〉

244. 보건복지부장관, 시 · 도지사 또는 시 · 군 · 구청장이 실시해야 하는 청문사유는?

> 가. 의료기관의 개설허가 취소
> 나. 의료기관 인증 또는 조건부인증의 취소
> 다. 의료인의 면허취소
> 라. 의료기관의 폐쇄명령

① 가, 나, 다 ② 가, 다 ③ 나, 라
④ 라 ⑤ 가, 나, 다, 라

해설 〈법84조: 청문〉

245. 의료법에 의거하여 수수료를 납부하여야 하는 경우는?

> 가. 진단용 방사선발생장치의 검사를 받고자 하는 경우
> 나. 의료인이 면허증을 재교부 받고자 하는 경우
> 다. 의료인이 면허를 받고자 하는 경우
> 라. 국가시험에 응시하고자 하는 경우

① 가, 나, 다 ② 가, 다 ③ 나, 라
④ 라 ⑤ 가, 나, 다, 라

해설 〈법85조: 수수료〉

246. 의료인이 면허증을 빌려준 경우 처벌은?

① 자격정지
② 3년 이하의 징역 또는 5백만원 이하의 벌금
③ 3년 이하의 징역 또는 5천만원 이하의 벌금
④ 5년 이하의 징역 또는 5천만원 이하의 벌금
⑤ 5년 이하의 징역 또는 2천만원 이하의 벌금

해설 〈법87조: 벌칙〉

정답

243. ① 244. ⑤ 245. ⑤
246. ④

247. 피해자의 고소가 있어야 처벌이 가능한 것은?

① 태아의 성 감별행위 금지 위반
② 적출물 등의 처리 위반
③ 비밀누설 행위
④ 안마사 자격 없이 영리목적으로 안마행위반
⑤ 변사체의 신고 불이행

해설 〈법88조: 벌칙〉

248. 입원실 기준에 대한 내용으로 옳은 것은?

> 가. 성인환자의 경우 1인실은 6.3제곱미터 이상이어야 한다.
> 나. 성인환자의 2인실 이상인 경우 환자 1인당 4.3제곱미터 이상이어야 한다.
> 다. 소아환자의 경우 1인실은 6.3제곱미터 이상이어야 한다.
> 라. 소아환자의 2인실 이상인 경우 성인면적의 3/4 이상이어야 한다.

① 가, 나, 다 ② 가, 다
③ 나, 라 ④ 라
⑤ 가, 나, 다, 라

해설 〈규칙 별표4: 의료기관의 시설규격〉

249. 중환자실에 관한 설명으로 옳은 것은?

> 가. 상급종합병원에는 중환자실을 1개 이상 두어야 한다.
> 나. 중환자실을 설치하는 경우 병상 수는 입원실 병상 수의 100분의 5 이상으로 한다.
> 다. 중환자실에는 전담의사를 반드시 두어야 한다.
> 라. 중환자실 병상 1개당 면적은 10제곱미터 이상이다.

① 가, 나, 다 ② 가, 다 ③ 나, 라
④ 라 ⑤ 가, 나, 다, 라

해설 〈규칙 별표4: 의료기관의 시설규격〉

250. 연평균 일일 입원환자 50명, 외래환자 120명인 병원의 간호사 배치 최소 인원수는?

① 4명 ② 6명 ③ 8명
④ 12명 ⑤ 24명

해설 〈규칙 별표5: 의료기관에 두는 의료인의 정원〉

정답

247. ③ 248. ① 249. ③
250. ⑤

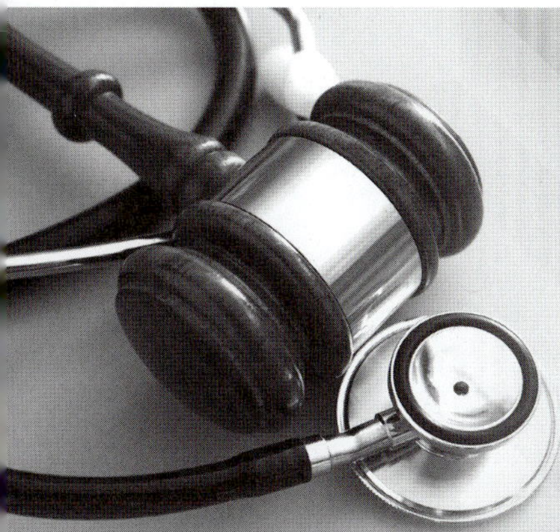

02

의료기사 등에 관한 법률

예상문제

01. 의료기사 등에 관한 법률의 목적으로 옳은 것은?

① 의료의 적정 및 국민의 건강을 보호 증진함을 목적으로 한다.
② 의료기사의 자격 · 면허취소 등에 관하여 필요한 사항을 규정함으로써 국민의 보건 및 의료 향상에 이바지함을 목적으로 한다.
③ 국민의료에 관하여 필요한 사항을 규정함으로써 보건의료의 효율적인 이용을 증진함을 목적으로 한다.
④ 의료기사 · 보건의료정보관리사 · 안경사의 자격 · 면허 등에 관하여 필요한 사항을 정함으로써 국민의 보건 및 의료향상에 이바지함을 목적으로 한다.
⑤ 보건의료에 관하여 필요한 사항을 규정함으로써 국민보건의 적정을 기하여 국민의 건강을 보호 증진함을 목적으로 한다.

해설 〈법1조: 목적〉

02. 임상병리사는 누구의 지도하에 의화학적 검사를 할 수 있는가?

① 의사 · 치과의사
② 치과의사 · 약사
③ 한의사 · 치과의사
④ 약사 · 의사 ⑤
⑤ 치과의사 · 수의사

해설 〈법1조: 목적〉

03. 「의료기사 등에 관한 법률」상 의사 또는 치과의사의 지도 아래 진료나 의화학적(醫化學的) 검사에 종사하는 사람은?

① 안경사
② 의료기사
③ 응급구조사
④ 의무기록사
⑤ 보건의료정보관리사

해설 〈법1조의2: 정의〉

04. 의료기사 등에 관한 법률상 의사 또는 치과의사의 지도아래 의화학적(醫化學的) 검사에 종사하지 않는 직렬은?

① 안경사
② 방사선사
③ 물리치료사
④ 작업치료사
⑤ 치과위생사

해설 〈법1조의2: 정의〉

정답

01. ④ 02. ① 03. ② 04. ①

05. 「의료기사 등에 관한 법률」상 임상병리사의 업무가 아닌 것은?

① 혈액의 수혈업무
② 검사용 시약의 조제
③ 혈액의 제조 및 보존업무
④ 가검물의 검사 및 생리학적 검사
⑤ 방사선 동위원소를 이용한 가검물 등의 검사

해설 〈법2조: 의료기사의 종류와 업무, 시행령 별표 1: 의료기사, 보건의료정보관리사 및 안경사의 업무 범위〉

06. 의료기사 등의 업무가 옳지 않은 것은?

① 임상병리사: 각종 화학적 또는 생리학적 검사
② 물리치료사: 신체의 교정 및 재활을 위한 물리요법적 치료
③ 작업치료사: 신체적 · 정신적 기능장애를 회복시키기 위한 작업요법적 치료
④ 치과위생사: 보철물의 제작, 수리
⑤ 방사선사: 방사선 등의 취급 또는 검사 및 방사선 등 관련 기기의 취급 또는 관리

해설 〈법2조: 의료기사의 종류 및 업무〉

07. 임상병리사의 업무로 옳은 것은?

① 판매용 시약의 조제
② 심폐기능 등 생리기능에 관한 검사
③ 방사성동위원소를 이용한 핵의학적 검사
④ 비 전리방사선 검사 취급
⑤ 진단 및 생리기능검사

해설 〈영 별표1: 의료기사, 보건의료정보관리사 및 안경사의 업무 범위〉

08. 의료기사의 종별에 속하지 않는 것은?

① 치과위생사 ② 작업치료사 ③ 보건의료정보관리사
④ 임상병리사 ⑤ 치과기공사

해설 〈법2조: 의료기사의 종류 및 업무〉 의료기사의 종별: ① 임상병리사, ② 방사선사, ③ 물리치료사, ④ 작업치료사, ⑤ 치과기공사, ⑥ 치과위생사

09. 의료기사 등에 관한 법률에 적용받지 않는 사람은?

① 임상병리사 ② 방사선사 ③ 보건의료정보관리사
④ 응급구조사 ⑤ 안경사

해설 〈법2조: 의료기사의 종류 및 업무〉

정답

05. ① 06. ④ 07. ②
08. ③ 09. ④

10. 의료기사 등에 관한 설명으로 옳은 것은?

① 의료기사의 종류는 7종류이다.
② 의료기사 등의 업무의 범위와 한계는 보건복지부령으로 정한다.
③ 임상병리사는 방사성동위원소를 사용한 가검물의 검사가 업무범위이다.
④ 안경사 및 보건의료정보관리사는 의사의 지도를 받는다.
⑤ 치기공사의 주된 업무는 치아 및 구강질환의 예방과 관리이다.

해설 〈법2조: 의료기사의 종류 및 업무, 법3조: 업무 범위와 한계〉

11. 「의료기사 등에 관한 법률」상 방사성동위원소를 사용한 가검물 등의 검사자는?

① 방사선사
② 임상병리사
③ 작업치료사
④ 안경사
⑤ 치위생사

해설 〈영 별표1: 의료기사, 보건의료정보관리사 및 안경사의 업무 범위〉 방사성동위원소를 사용한 가검물 등의 검사는 임상병리사의 업무이다.

12. 의료기사의 종별에 따르는 업무의 범위와 한계를 정하는 것은?

① 법률
② 대통령령
③ 보건복지부령
④ 조례
⑤ 규칙

해설 〈법3조: 업무 범위와 한계, 영2조〉

13. 「의료기사 등에 관한 법률」상 임상병리사의 업무범위가 아닌 것은?

① 가검물 등의 채취 · 검사, 방사성동위원소를 사용한 가검물 등의 검사 및 생리학적 검사
② 임상병리검사업무에 필요한 기계 · 기구 · 시약 등의 보관 · 관리 · 사용
③ 전리방사선 및 비전리방사선의 취급
④ 혈액의 채혈 · 제제 · 제조 · 조작 · 보존 · 공급
⑤ 심전도, 뇌파, 심폐기능, 기초대사 기타 생리기능 검사

해설 〈영 별표1: 의료기사, 보건의료정보관리사 및 안경사의 업무 범위〉 임상병리사의 업무범위: 병리학 · 미생물학 · 생화학 · 기생충학 · 혈액학 · 혈청학 · 법의학 · 요화학 · 세포병리학 · 방사성동위원소를 사용한 가검물 등의 검사 및 생리학적 검사(심전도 · 뇌파 · 심폐기능 · 기초대사 기타 생리기능에 관한 검사를 말한다)의 분야에서 임상병리검사업무에 필요한 기계 · 기구 · 시약 등의 보관 · 관리 · 사용, 가검물 등의 채취 · 검사, 검사용 시약의 조제, 혈액의 채혈 · 제제 · 제조 · 조작 · 보존 · 공급 기타 임상병리검사업무에 종사한다.

정답

10. ③ 11. ② 12. ② 13. ③

14. 임상병리사의 혈액업무에 관한 내용으로 옳지 않은 것은?

① 공급 ② 보존 ③ 수혈
④ 조작 ⑤ 제제

해설 〈영 별표1: 의료기사, 보건의료정보관리사 및 안경사의 업무 범위〉

15. 「의료기사 등에 관한 법률」상 임상병리사의 업무 범위가 아닌 것은?

① 혈액의 조작 ② 생리학적 진단
③ 가검물 등의 채취, 검사 ④ 기계, 기구, 시약등의 보관
⑤ 검사용 시약의 조제

해설 〈영 별표1: 의료기사, 보건의료정보관리사 및 안경사의 업무 범위〉

16. 「의료기사 등에 관한 법률」상 임상병리사 업무의 범위와 한계를 무엇으로 정하는가?

① 법률 ② 대통령령
③ 보건복지부령 ④ 헌법
⑤ 지방자치단체의 조례

해설 〈법3조: 업무 범위와 한계〉 의료기사 등의 업무의 범위와 한계 : 대통령령으로 정한다.

17. 임상병리사가 되려면 누구의 면허를 받아야 하는가?

① 대통령 ② 보건복지부장관
③ 도지사 ④ 국가시험위원장
⑤ 임상병리사협회장

해설 〈법4조: 면허〉

18. 「의료기사 등에 관한 법률」상 국가시험 합격한 면허발급 설명 중 옳지 않은 것은?

① 결격사유에 해당하지 아니함을 증명하는 의사의 진단서 필요하다.
② 졸업증명서 또는 이수증명서 필요하다.
③ 국가시험위원장은 면허증 발급을 신청한 사람에게 보건복지부령으로 정하는 바에 따라 면허증을 발급한다.
④ 국가시험에 합격한 사람은 서류를 첨부하여 보건복지부장관에게 면허증 발급을 신청하여야 한다.
⑤ 보건복지부장관은 면허증의 발급 신청을 받았을 때에는 그 신청인에게 면허증 발급을 신청받은 날부터 14일 이내에 종류에 따라 각각 면허증을 발급하여야 한다.

해설 〈법4조: 면허, 영7조, 규칙12조〉 보건복지부장관은 면허증 발급을 신청한 사람에게 보건복지부령으로 정하는 바에 따라 면허증을 발급한다.

정답

14. ③ 15. ② 16. ②
17. ② 18. ③

19. 임상병리사의 면허응시 자격에 해당되는 것은?

① 대학병원에서 1년간 수습을 마친 자
② 전문대학과정 이상 임상병리 교육과정을 이수한 자
③ 보건복지부장관이 인정하는 외국의 교육과정을 이수한자
④ 임상병리 면허에 상응하는 대학 · 산업대학 · 전문대학을 졸업한 자
⑤ 고등학교를 졸업한 자로서 보건복지부장관이 지정한 의료기관에서 2년 이상 수습한 자

해설 〈법4조: 면허〉

20. 의료기사 등의 면허 결격사유가 아닌 것은?

① 정신질환자
② 마약류 중독자
③ 피성년후견인
④ 피한정후견인
⑤ 금고 이상의 형의 선고를 받고 그 집행이 끝난 자

해설 〈법5조: 결격사유〉

21. 「의료기사 등에 관한 법률」상 임상병리사의 결격사유에 해당되지 않는 것은?

① 농자, 맹자, 지체부자유자
② 정신질환자
③ 마약중독자
④ 피성년후견인
⑤ 금고 이상의 실형선고를 받고 그 집행이 종료되지 아니한 자

해설 〈법5조: 결격사유〉

22. 임상병리기사 국가시험은 누가 실시하는가?

① 교육부장관
② 교수협의회 회장
③ 임상병리사협회장
④ 대통령
⑤ 보건복지부장관

해설 〈법6조: 국가시험〉 국가시험의 관리는 한국보건의료인국가시험원이, 국가시험 실시는 보건복지부장관이 한다.

23. 매년 몇 회 이상 임상병리사 국가시험을 실시하여야 하는가?

① 1회
② 2회
③ 3회
④ 4회
⑤ 5회

해설 〈법6조: 국가시험〉

정답

19. ④ 20. ⑤ 21. ①
22. ⑤ 23. ①

24. 「의료기사 등에 관한 법률」상 의료기사 등의 국가시험 실시에 필요한 사항을 공고하여야 하는 자는?

① 중앙회장 ② 질병관리청장
③ 인사혁신처장 ④ 보건복지부장관
⑤ 국가시험관리기관의 장

해설 〈법6조: 국가시험〉

25. 「의료기사 등에 관한 법률」상 임상병리사의 국가시험의 출제방법, 과목별 배점비율을 정하는 자는?

① 국립보건원장
② 국가시험관리기관의 장
③ 교육부장관
④ 질병관리청장
⑤ 중앙회의 장

해설 〈규칙9조: 합격자 결정 등〉

26. 임상병리사 국가시험의 시험일시 · 시험장소 · 시험과목 · 응시원서 제출기간 기타 시험 시행에 관하여 필요한 사항은 미리 누가 공고하는가?

① 대통령
② 시 · 도지사
③ 국가시험관리기관의 장
④ 국립보건원장
⑤ 보건복지부장관

해설 〈법6조: 국가시험, 영4조〉

27. 임상병리사 국가시험의 시험일시 · 시험과목, 응시원서 제출기간 등은 시험실시 며칠 전까지 공고를 하여야 하는가?

① 10일 전 ② 30일 전 ③ 60일 전
④ 90일 전 ⑤ 120일 전

해설 〈법6조: 국가시험, 영4조〉

28. 국가시험관리기관의 장이 보건복지부장관 승인을 얻어 시행하는 사항이 <u>아닌</u> 것은?

① 시험장소 ② 시험과목
③ 시험일시 ④ 시험위원 위촉
⑤ 응시원서 제출기간

해설 〈법6조: 국가시험, 영4조〉

정답

24. ⑤ 25. ② 263. ③
27. ④ 28. ④

29. 임상병리사 국가시험 응시원서는 누구에게 제출해야 하는가?

① 보건복지부장관 ② 국립보건원장
③ 행정안전부장관 ④ 임상병리사협회장
⑤ 국가시험관리기관의 장

해설 〈법6조: 국가시험, 영6조〉

30. 의료기사 국가시험의 시험위원 임명과 위촉은 누가 하는가?

① 시 · 도지사 ② 국가시험관리기관의 장
③ 당해 의료기사협회장 ④ 보건복지부장관
⑤ 질병관리청장

해설 〈법6조: 국가시험, 영5조〉

31. 임상병리사 국가시험의 필기시험 합격자 결정은?

① 매 과목 만점의 60% 이상
② 전 과목 총점의 80% 이상
③ 이론과 실기시험에서 각각 40% 이상
④ 각 과목 만점의 60% 이상, 전 과목 총점의 40% 이상
⑤ 각 과목 40% 이상, 전 과목 총점의 60% 이상, 실기시험은 만점의 60% 이상

해설 〈법6조: 국가시험, 규칙9조〉

32. 임상병리사의 국가시험에 관한 설명으로 옳지 않은 것은?

① 보건복지부장관이 실시한다.
② 국가시험관리기관의 장이 관리한다.
③ 필기시험과 실기시험은 병합하여 실시한다.
④ 시험 장소는 지역별 응시인원 확정한 후 시험실시 30일 전까지 공고한다.
⑤ 국가시험의 출제방법, 과목별 배점비율은 기타 시험의 시행에 관한 필요한 사항은 임상병리사협회의 장이 정한다.

해설 〈법6조: 국가시험, 규칙9조〉『국가시험의 출제방법, 과목별 배점비율은 기타 시험의 시행에 관한 필요한 사항은 국가시험관리기관의 장이 정한다.』

33. 의료기사 국가시험의 응시를 제한하는 요건에 해당하지 않는 것은?

① 마약류 중독자
② 파산선고 받고 복권되지 아니한 자
③ 부정한 방법으로 국가시험에 응시한 자
④ 국가시험에 관하여 부정행위를 한 자
⑤ 의료기사 등의 결격사유에 해당한 자

해설 〈법7조: 응시자격의 제한 등〉

정답

29. ⑤ 30. ② 31. ⑤
32. ⑤ 33. ②

34. 「의료기사 등에 관한 법률」상 국가시험 응시제한의 횟수 1회에 해당하는 것은?

① 시험 중에 대화, 손동작으로 의사소통 행위
② 다른 사람의 문제지를 엿보고 답안지 작성하는 행위
③ 대리시험 치르게 하는 행위
④ 답안지를 다른 응시한 사람과 교환하는 행위 2회
⑤ 답안을 다른 사람에게 알려주거나 알고 시험을 치른 행위 3회

해설 〈법7조: 응시자격의 제한 등, 규칙10조, 규칙 별표2〉 시험 중에 대화, 손동작으로 의사소통 행위(1회), 다른 사람의 문제지를 엿보고 답안지 작성하는 행위, 답안지를 다른 응시한 사람과 교환하는 행위(2회), 대리시험 치르게 하는 행위, 답안을 다른 사람에게 알려주거나 알고 시험을 치른 행위(3회)

35. 의료기사 등이 부정한 방법으로 국가시험에 응시하거나 국가시험에 관하여 부정행위를 한 자에 대한 응시자격의 제한은?

① 당해 시험을 정지시키고 훈방 조치한다.
② 합격을 무효로 하고 공무집행방해죄로 처벌을 받는다.
③ 당해 시험을 무효로 하고 다음 시험에 응시할 수 있다.
④ 당해 시험을 무효로 하고 그 후 1회에 한하여 국가시험에 응시할 수 없다.
⑤ 당해 시험을 정지시키거나 합격을 무효로 하고 그 다음 치러지는 3회에 한하여 국가시험에 응시할 수 없다.

해설 〈법7조: 응시자격의 제한 등〉

36. 부정한 방법을 국가시험에 응시한 사람의 경우 그 다음에 치러지는 국가시험 응시를 몇 회 범위에서 제한할 수 있는가?

① 1회 ② 2회 ③ 3회
④ 4회 ⑤ 5회

해설 〈법7조: 응시자격의 제한 등〉

37. 의료기사 국가시험 응시자격 제한요건이 <u>아닌</u> 것은?

① 품위 손상행위
② 수험 중 부정행위
③ 부정한 방법으로 응시
④ 결격사유에 해당된 때
⑤ 시험이 정지되거나 합격이 무효로 된 후 그 후 1회일 때

해설 〈법7조: 응시자격의 제한 등〉

정답

34. ① 35. ⑤ 36. ③
37. ①

38. 의료기사 등의 면허의 등록과 면허증에 관하여 필요한 사항은 어디에서 규정하고 있는가?

① 각 협회의 정관 ② 보건복지부령
③ 의료기사단체 정관 ④ 국무총리령
⑤ 질병관리청 정관

해설 〈법8조: 면허의 등록 등〉

39. 의료기사 국가시험에 합격한 자의 면허증 발급절차에 관한 설명으로 옳은 것은?

① 합격증과 면허증을 동일하게 간주한다.
② 졸업대학의 일괄 신청에 의해 면허증을 발급한다.
③ 합격자의 면허증 발급 신청에 의해 면허증을 발급한다.
④ 국가시험위원장은 별도의 신청이 없어도 면허증을 발급한다.
⑤ 임상병리사 협회장은 면허증 발급 신청에 의해 면허증 발급한다.

해설 〈법8조: 면허의 등록 등, 영7조〉

40. 임상병리사 면허증은 누가 발급하는가?

① 대통령 ② 시 · 도지사
③ 임상병리사협회장 ④ 보건복지부장관
⑤ 행정안전부장관

해설 〈법8조: 면허의 등록 등〉

41. 보건복지부장관은 면허증의 발급 신청을 받았을 때 몇 일 이내로 발급하여야 하는가?

① 7일 ② 14일 ③ 21일
④ 30일 ⑤ 90일

해설 〈법8조: 면허의 등록 등, 규칙7조〉

42. 면허 없이 의료기사 등의 업무를 수행할 수 있는 자로 옳은 것은?

① 전문대학에서 취득하려는 면허에 상응한 학과의 졸업예정자
② 대학, 산업대학에서 생명과학 학과를 졸업한 자
③ 외국의 교육과정을 이수한자
④ 보건의료에 관한 학문을 전공한 자
⑤ 해당면허 취득을 위한 교육과정을 이수하기 위해 실습 중인 자

해설 〈법9조: 무면허자의 업무금지 등〉

정답

38. ② 39. ③ 40. ④
41. ② 42. ⑤

43. 「의료기사 등에 관한 법률」상 면허 없이 의료기사등의 업무를 수행할 수 있는 자는?

① 면허증은 없으나 의료기사 업무에 숙달된 자
② 면허증을 대여받아 의료기사등의 업무를 수행하는 자
③ 면허 없이 의사의 지도하에 의료기사 업무를 수행하는 자
④ 면허 없이 보건복지부장관이 지정한 기관에서 수습 중인 자
⑤ 대학등에서 취득하려는 면허에 상응하는 교육과정을 이수하기 위하여 실습 중인 자

해설 〈법9조: 무면허자의 업무금지등〉

44. 「의료기사 등에 관한 법률」상 임상병리사가 업무상 알게 된 비밀을 누설할 경우 처벌은?

① 3년 이하의 징역 또는 3천만원 이하의 벌금
② 1년 이하의 징역 또는 3천만원 이하의 벌금
③ 3년 이하의 징역
④ 1년 이하의 징역
⑤ 3천만원 이하의 벌금

해설 〈법10조: 비밀누설의 금지, 법30조: 벌칙〉

45. 의료기사 등의 법률에서 실태와 취업상황을 누구에게 신고하는가?

① 도지사
② 질병관리청장
③ 보건소장
④ 보건복지부장관
⑤ 시장 · 군수 · 구청장

해설 〈법11조: 실태등의 신고〉

46. 의료기사 등의 실태와 취업상황에 관한 신고 설명으로 옳지 않은 것은?

① 보건복지부장관에게 신고하여야 한다.
② 최초로 면허를 받은 후부터 3년마다 그 실태와 취업상황을 신고한다.
③ 보건복지부장관은 신고인의 보수교육 이수 여부 등을 확인해야 한다.
④ 보건복지부장관은 보수교육을 받지 아니한 임상병리사에게 신고를 반려할 수 있다.
⑤ 의료기사 등의 실태와 취업상황을 신고하려는 사람은 중앙회의 장에게 제출한다.

해설 〈법11조: 실태등의 신고, 영8조〉

정답

43. ⑤ 44. ① 45. ④ 46. ③

47. 「의료기사 등에 관한 법률」상 치과기공소 및 안경업소를 개설 등록은?

① 시 · 도지사의 허가
② 중앙회 개설 등록
③ 시 · 도지사에게 신고
④ 보건복지부장관의 허가
⑤ 특별자치시장 · 특별자치도지사 · 시장 · 군수 · 구청장 개설 등록

해설 〈법11조의2: 치과기공소의 개설등록, 법12조: 안경업소의 개설등록 등〉 보건복지부령으로 정하는 바에 따라 특별자치시장 · 특별자치도지사 · 시장 · 군수 · 구청장(자치구의 구청장에 한한다. 이하 같다)에게 개설등록을 하여야 한다.

48. 「의료기사 등에 관한 법률」상 치과기공사가 치과기공물제작등 업무를 수행할 때 준수 사항은?

① 표준모형
② 환자가 원할 시
③ 치과기공사의 의뢰서
④ 치과기공사협회의 교본
⑤ 치과기공물 제작의뢰서

해설 〈법11조의3: 치과기공사 등의 준수사항〉 치과기공사는 "치과기공물제작등 업무"를 수행할 때 치과의사가 발행한 치과기공물제작의뢰서에 따라야 한다.

49. 「의료기사 등에 관한 법률」상 치과기공물제작의뢰서 보존 기간은?

① 1년
② 2년
③ 3년
④ 5년
⑤ 10년

해설 〈법11조의3: 치과기공사 등의 준수사항〉

50. 의료기사 등의 면허 종류에 따라 전국적 조직을 갖는 단체는?

① 검사학회
② 중앙회
③ 법인
④ 분과학회
⑤ 시 · 도지부

해설 〈법16조: 중앙회〉 『의료기사 등은 그 면허의 종별에 따라 각각 전국적 조직을 가지는 단체(이하 "중앙회"라 한다)를 설립할 수 있다. 중앙회에 관하여 이 법에 규정되지 아니한 사항은 민법 중 사단법인에 관한 규정을 준용한다.』

51. 의료기사 등의 중앙회에 관한 설명으로 옳은 것은?

① 의료기사 등은 중앙회를 설립하여야 한다.
② 협회는 중앙회의 지부에 소속된다.
③ 협회의 정관은 중앙회장이 정한다.
④ 협회는 영리법인이다.
⑤ 협회는 재단법인에 관한 규정을 준용한다.

해설 〈법16조: 중앙회〉

정답

47. ⑤ 48. ⑤ 49. ②
50. ② 51. ①

52. 「의료기사 등에 관한 법률」상 보수교육의 시간 · 방법 · 내용 등에 필요한 사항은 무엇으로 정하는가?

① 시행령 ② 대통령령 ③ 국무총리령
④ 중앙회 규정 ⑤ 보건복지부령

해설 〈법20조: 보수교육〉
- 보건기관 · 의료기관 · 치과기공소 · 안경업소 등에서 각각 그 업무에 종사하는 의료기사등(1년 이상 그 업무에 종사하지 아니하다가 다시 업무에 종사하려는 의료기사등을 포함한다)은 보건복지부령으로 정하는 바에 따라 보수교육을 받아야 한다.
- 보수교육의 시간 · 방법 · 내용 등에 필요한 사항은 대통령령으로 정한다.

53. 「의료기사 등에 관한 법률」상 임상병리사가 의료기관에서 업무에 종사하지 않다가 다시 업무에 종사하려는 사람 중 보수교육이 2년 유예된 경우 보수교육 시간은?

① 8시간 이상 ② 12시간 이상 ③ 16시간 이상
④ 20시간 이상 ⑤ 30시간 이상

해설 〈법20조: 보수교육, 규칙18조: 보수교육〉 보건기관 · 의료기관 · 치과기공소 또는 안경업소 등에서 그 업무에 종사하지 않다가 다시 그 업무에 종사하려는 사람은 보수교육을 받아야 한다.
- 보수교육이 1년 유예된 경우: 12시간 이상
- 보수교육이 2년 유예된 경우: 16시간 이상
- 보수교육이 3년 이상 유예된 경우: 20시간 이상

54. 의료기사 등의 보수교육은 연간 몇 시간 이상으로 하는가?

① 5시간 ② 8시간 ③ 10시간
④ 12시간 ⑤ 24시간

해설 〈법20조: 보수교육〉『보수교육의 시간 · 방법 · 내용 등에 필요한 사항은 대통령령으로 정한다.』
〈규칙18조: 보수교육〉『보건복지부장관은 의료기사 등에 대한 보수교육 업무를 위탁받은 기관으로 하여금 보수교육을 실시하게 하되, 그 교육시간은 연간 8시간 이상으로 한다.』

55. 「의료기사 등에 관한 법률」상 보건복지부장관은 의료기사등에 대한 보수교육을 위탁할 수 있는 기관이 아닌 곳은?

① 중앙회
② 해당 의료기사 등의 업무와 관련된 연구기관
③ 의료기사등에 대한 보수교육을 교육 능력을 갖춘 것으로 인정되는 기관
④ 해당 의료기사 등의 전공과목과 관련된 학과가 개설된 전문대학 이상의 학교
⑤ 해당 의료기사등의 면허에 관련된 학과가 개설된 전문대학 이상의 학교

해설 〈법20조: 보수교육, 영14조〉

정답

52. ② 53. ③ 54. ②
55. ④

56. 의료기사 보수교육을 위한 위탁기관에 해당되는 곳은?

① 의학 대학원 ② 수습 의료기관
③ 종합검진센터 ④ 전문직업학교
⑤ 의료기사 등의 면허에 관련 학과가 개설된 전문대학 이상의 학교

해설 〈법20조: 보수교육, 영14조〉『보수교육위탁기관: 고등교육법에 의한 학교로서 해당 의료기사 등의 면허에 관련된 학과가 개설된 전문대학 이상의 학교, 협회, 해당 의료기사 등의 업무와 관련된 연구기관』

57. 의료기사 등이 보수교육을 면제 또는 유예 받으려는 사람은 관련증명서류를 첨부하여 누구에게 제출하는가?

① 중앙회장 ② 보수교육실시기관의장
③ 시장 · 군수 · 구청장 ④ 시 · 도지사
⑤ 보건복지부장관

해설 〈법20조: 보수교육, 규칙18조〉

58. 「의료기사 등에 관한 법률」상 보수교육을 받아야 하는 자는?

① 침사 ② 임상병리사 ③ 조산사
④ 영양사 ⑤ 접골사

해설 〈법20조: 보수교육, 규칙18조〉『보건기관 · 의료기관 · 치과기공소 · 안경업소 등에서 각각 그 업무에 종사하는 의료기사 등은 보수교육을 받아야 한다.』

59. 의료기사 등의 보수교육 관계 서류를 보존해야 하는 자는?

① 보건소장 ② 보건복지부장관
③ 중앙회장 ④ 보수교육실시기관의 장
⑤ 대통령

해설 〈법20조:보수교육 , 규칙18조〉

60. 의료기사의 보수교육과 관련된 설명으로 옳은 것은?

① 면허증을 발급받은 신규면허 취득자는 보수교육 면제자이다.
② 보수교육 면제자는 면제신청서에 서류를 첨부하여 보건복지부장관에게 제출하여야 한다.
③ 보수교육 담당자는 교육을 받은 자에 보수교육 이수증을 발급하여야 한다.
④ 업무종사 의료기사 등은 연간 6시간 이상 보수교육을 받아야 한다.
⑤ 보수교육 실시기관장은 보수교육 면제자 명단을 5년간 보존하여야 한다.

해설 〈법20조: 보수교육, 규칙18 · 19 · 21조〉

정답

56. ⑤ 57. ② 58. ②
59. ④ 60. ①

61. 의료기사 등의 법률에서 보수교육 면제자는?

① 군에서 해당 업무에 종사하는 의료기사
② 군 복무를 마친 자
③ 의료기사 등의 해당 전공 관련 대학원의 재학생
④ 면허 교부 후 2년이 경과하지 않은 자
⑤ 비정규직 근무자

해설 〈법20조: 보수교육, 규칙18조〉『보수교육 면제자: 1. 신고일 기준 1년 내에 보건기관 · 의료기관 · 치과기공소 또는 안경업소 등에서 그 업무에 종사한 기간이 6개월 미만인 사람, 2. 군 복무 중인 사람(군에서 해당 업무에 종사하는 의료기사 등은 제외한다), 3. 각 의료기사 등의 해당 전공 관련 대학원 및 의학전문대학원 · 치의학전문대학원의 재학생, 4. 면허증을 발급받은 신규 면허 취득자, 5. 그 밖에 보건복지부장관이 보수교육에 상응하다고 인정하는 교육을 받은 사람 등 보건복지부장관이 보수교육을 받을 필요가 없다고 인정하는 사람』

62. 「의료기사 등에 관한 법률」상 의료기사가 의료기관에서 1년 이상 2년 미만 그 업무에 종사하지 아니하다가 다시 업무에 종사하려는 사람의 보수교육 시간은?

① 8시간 이상
② 12시간 이상
③ 16시간 이상
④ 20시간 이상
⑤ 24시간 이상

해설 〈법20조: 보수교육, 영11조〉

63. 다시 그 업무에 종사하려는 사람의 경우 그 종사하려는 연도의 보수교육시간에 관한 설명 중 옳은 것은?

① 1년 이하 2년 미만 그 업무에 종사하지 아니한 사람: 12시간 이하
② 1년 이상 3년 미만 그 업무에 종사하지 아니한 사람: 12시간 이상
③ 2년 이하 3년 미만 그 업무에 종사하지 아니한 사람: 16시간 이하
④ 2년 이상 3년 미만 그 업무에 종사하지 아니한 사람: 16시간 이상
⑤ 3년 이상 그 업무에 종사하는 사람: 24시간 이상

해설 〈법20조: 보수교육, 영11조〉

64. 「의료기사 등에 관한 법률」상 의료기사가 의료기관에서 업무에 종사하지 않다가 다시 그 업무에 종사하려는 사람 중 보수교육이 2년 유예된 경우 받아야 하는 보수교육 시간은?

① 8시간 이상
② 12시간 이상
③ 16시간 이상
④ 20시간 이상
⑤ 24시간 이상

해설 〈법20조: 보수교육, 규칙18조〉

정답

61. ③ 62. ② 63. ④
64. ③

65. 의료기사 등에 관한 법률상 보수교육 면제자는?

① 비정규직 근무자
② 군 복무를 마친 자
③ 면허 교부 후 2년이 경과하지 않은 자
④ 군에서 해당 업무에 종사하는 의료기사
⑤ 의료기사 등의 해당 전공 관련 대학원의 재학생

해설 〈법20조: 보수교육, 규칙18조〉

66. 「의료기사 등에 관한 법률」상 보수교육을 받는 후 보수교육 이수증을 발급하여야 하는 자는?

① 보수교육 실시기관의 장
② 중앙회장
③ 보건소장
④ 시 · 도지사
⑤ 시장 · 군수 · 구청장

해설 〈법20조: 보수교육, 규칙19조〉

67. 의료기사 등의 보수교육 이수증을 교부하여야 하는 자는?

① 보건복지부장관
② 지부 시 · 도회장
③ 보수교육 실시기관의 장
④ 도지사
⑤ 협회 중앙회장

해설 〈법20조: 보수교육, 규칙19조〉

68. 의료기사 등에 관한 법률상 보수교육실시기관의 장은 매년 12월 31일까지 다음 연도 보수교육 계획서를 보건복지부장관에게 제출하여야 한다. 보수교육 계획서에 포함되는 내용이 아닌 것은?

① 교과과정
② 실시방법
③ 등록회원
④ 보수교육 이수 인정기준
⑤ 교육받는 사람의 경비부담액

해설 제19조(보수교육 계획서 및 실적보고서 제출 등) 보수교육실시기관의 장은 매년 12월 31일까지 별지 제13호서식의 다음 연도 보수교육 계획서(전자문서로 된 보수교육 계획서를 포함한다)에 다음의 서류를 첨부하여 보건복지부장관에게 제출하여야 한다. 이 경우 보수교육 계획서에는 교과과정, 실시방법, 교육받는 사람의 경비부담액 및 보수교육 이수 인정기준 등 보수교육의 운영에 필요한 사항이 포함되어야 한다.

- 교육받는 사람의 경비부담액 산출근거
- 과목별 보수교육 인정기준

정답

65. ⑤ 66. ① 67. ③
68. ③

69. 의료기사 등의 보수교육 설명으로 옳지 않은 것은?

① 보수교육의 시간은 매년 8시간 이상이다.
② 보수교육 관계서류는 2년간 보존한다.
③ 보수교육 면제자는 교육 실시 전에 면제신청서를 보수교육 실시 기관장에게 제출해야 한다.
④ 보수교육의 시간 · 방법 · 내용 등에 필요한 사항은 대통령령으로 정한다.
⑤ 보건기관 및 의료기관 등에서 각각 그 업무에 종사하는 의료기사 등은 보건복지부령으로 정하는 바에 따라 보수교육을 받아야 한다.

해설 〈법20조: 보수교육, 규칙18~21조〉

70. 의료기사 등의 보수교육 설명으로 옳지 않은 것은?

① 보수교육의 내용은 직업윤리, 업무 전문성, 업무 개선, 의료 관계 법령의 준수에 관한 사항 등이 있다.
② 보수교육의 방법은 대면 교육 또는 정보통신망을 활용한 온라인 교육이 있다.
③ 보수교육의 교과과정, 실시방법, 그 밖에 보수교육의 실시에 필요한 사항은 보수교육실시기관의 장이 정한다.
④ 보수교육실시기관의 장은 매년 3월 31일까지 전년도 보수교육 실적보고서를 보건복지부장관에게 제출하여야 한다.
⑤ 협회나 해당 의료기사 등의 업무와 관련된 연구기관은 의료기사 등에 대한 보수교육 능력을 갖춘 것으로 인정되는 기관에 해당되지 않는다.

해설 〈법20조: 보수교육, 영11조 , 14조, 규칙18 ~21조〉

71. 의료기사 등의 보수교육 설명으로 옳은 것은?

① 본인의 질병 등 불가피한 경우 보수교육을 유예할 수 있다.
② 보수교육이 유예된 사람은 유예사유가 해소된 후 유예된 보수교육을 받을 필요가 없다.
③ 협회장은 보수교육실시기관의 보수교육 내용과 그 운영에 대하여 평가할 수 있다.
④ 보건복지부장관은 보수교육 면제 또는 유예 대상자 여부를 확인하고, 신청인에게 보수교육 면제 · 유예 확인서를 발급하여야 한다.
⑤ 보수교육 관계서류는 5년 동안 보존하여야 한다.

해설 〈법20조: 보수교육, 규칙18~21조〉

72. 「의료기사 등에 관한 법률」상 보수교육 관계서류의 보존은?

① 1년 ② 3년 ③ 5년
④ 7년 ⑤ 10년

해설 〈법20조: 보수교육, 규칙21조〉『3년간 보존서류: 보수교육대상자 명단, 보수교육면제자 명단, 기타 이수자의 교육이수를 확인할 수 있는 서류』

정답

69. ② 70. ⑤ 71. ①
72. ②

73. 의료기사 등의 보수교육 설명이 옳지 않은 것은?

① 보수교육실시기관의 장은 보수교육 이수증을 발급하여야 한다.
② 보수교육 관계서류는 3년간 보존한다.
③ 1년 이상 2년 미만 그 업무에 종사하지 아니한 사람은 8시간 이상 보수교육을 받아야 한다.
④ 보건복지부장관은 의료기사 등의 면허 종류별로 설립된 단체에 위탁한다.
⑤ 보건복지부장관은 보수교육을 위탁한 때에는 수탁기관 및 위탁업무의 내용을 고시하여야 한다.

해설 〈법20조: 보수교육, 규칙18~21조〉

74. 「의료기사 등에 관한 법률」상 의료기사 등의 보수교육 설명 중 옳지 않은 것은?

① 보수교육의 시간은 매년 8시간 이상이다.
② 보수교육의 시간 · 방법 · 내용 등에 필요한 사항은 대통령령으로 정한다.
③ 군에서 해당 업무에 종사하는 의료기사등은 제외한 군 복무 중인 사람은 면제된다.
④ 보수교육실시기관의 장은 보수교육 면제 · 유예 확인서를 발급해야 한다.
⑤ 보수교육의 교과과정, 실시방법, 그 밖에 보수교육의 실시에 필요한 사항은 보건복지부장관이 정한다

해설 〈법20조: 보수교육, 규칙20조〉 보수교육의 교과과정, 실시방법, 그 밖에 보수교육의 실시에 필요한 사항은 보수교육실시기관의 장이 정한다.

75. 「의료기사 등에 관한 법률」상 의료기사 등의 면허를 취소할 수 있는 자는?

① 법무부장관
② 행정안전부장관
③ 보건복지부장관
④ 질병관리청장
⑤ 보건소장

해설 〈법21조: 면허의 취소 등〉

76. 「의료기사 등에 관한 법률」상 다른 사람에게 면허증을 빌려준 경우와 동일한 벌칙은?

① 검사 결과를 사실과 다르게 판시하는 행위
② 품위를 현저히 손상시키는 행위
③ 의료기사 등의 업무 범위를 벗어나는 행위
④ 3회 이상 면허자격 정지 처분 자
⑤ 학문적, 윤리적으로 허용되지 아니한 방법으로 업무를 하는 행위

해설 〈법21조: 면허의 취소 등〉

정답

73. ③ 74. ⑤ 75. ③
76. ④

77. 의료기사 등의 면허 취소에 해당하는 것은?

① 검사결과를 다르게 판시하는 행위
② 면허증 대여 행위
③ 의사의 지도를 받지 아니하며 진료기록을 관리하는 행위
④ 의료기사의 업무범위를 벗어나는 행위
⑤ 타당한 사유없이 보수교육을 받지 아니한 행위

해설 〈법21조: 면허의 취소 등〉

78. 의료기사 등의 면허를 취소하여야 하는 경우는?

가. 피성년후견인 나. 3회 이상 면허자격정지 처분받았을 때 다. 마약류 중독자 라. 다른 사람에게 면허증을 빌려준 때

① 가, 나, 다 ② 가, 다 ③ 나, 라
④ 라 ⑤ 가, 나, 다, 라

해설 〈법21조: 면허의 취소 등〉

79. 의료기사가 3회 이상 면허자격정지 또는 면허효력정지 처분을 받은 경우 뉘우치는 빛이 뚜렷하여 면허증이 재발급될 수 있는 기간은?

① 즉시 ② 6개월 ③ 1년
④ 2년 ⑤ 3년

해설 〈법21조: 면허의 취소 등, 영22조〉

80. 의료기사 등의 면허를 취소하는 이유가 아닌 것은?

① 정신보건법상 정신질환자인 때
② 품위손상행위를 한 때
③ 마약류중독자
④ 다른 사람에게 의료기사 등의 면허증을 대여한 때
⑤ 3회 이상 자격정지를 받은 때

해설 〈법21조: 면허의 취소 등〉

81. 홍길동 의료기사가 마약중독자로 판명이 되었다. 면허가 취소된 홍길동은 취소원인이 된 사유가 소멸하여 면허증 재발급을 신청을 하였다. 언제 재발급 받을 수 있는가?

① 즉시 ② 1개월이 지난 후 ③ 6개월이 지난 후
④ 1년이 지난 후 ⑤ 2년이 지난 후

해설 〈법21조: 면허의 취소 등.영12조: 면허증의 재발급〉

정답

77. ② 78. ⑤ 79. ③
80. ② 81. ①

82. 「의료기사 등에 관한 법률」상 타인에게 면허증을 대여하여 면허 취소된 의료기사가 해당 형의 집행이 끝나거나 면제된 후 뉘우치는 빛이 뚜렷한 때 면허증을 재발급받을 수 있는 때는?

① 취소되고 6개월 경과 후
② 취소되고 9개월 경과 후
③ 취소되고 1년 경과 후
④ 취소되고 2년 경과 후
⑤ 취소되고 3년 경과 후

해설 〈법21조: 면허의 취소 등, 영12조: 면허증의 재발급〉

83. 「의료기사 등에 관한 법률」상 취소의 원인이 된 사유가 소멸되었을 때 의료기사 면허증 재발급 사유 설명 중 틀린 것은?

① 정신질환자의 경우 취소의 원인이 된 사유가 소멸되었을 때 재발급
② 피성년후견인의 경우 취소의 원인이 된 사유가 소멸되었을 때 재발급
③ 다른 사람에게 의료기사 등의 면허증을 빌려 준 경우 1년 이내 재발급하지 못함
④ 면허자격정지 기간에 의료기사 등의 업무를 한 경우 6개월경과 후 재발급
⑤ 3회 이상 면허자격정지 기간에 의료기사 등의 업무를 한 경우 1년 이내 재발급하지 못함

해설 〈법21조: 면허의 취소 등, 영12조: 면허증의 재발급〉 면허자격정지 기간에 의료기사 등의 업무를 한 경우: 면허가 취소된 후 1년이 지난 사람으로서 뉘우치는 빛이 뚜렷할 때

84. 홍길동 임상병리사가 다른 사람에게 면허증을 대여하여 면허가 취소되었다. 홍길동이 뉘우치는 빛이 뚜렷할 때 재발급 조건은?

① 즉시 재발급 받을 수 있다.
② 취소된 후 1개월이 지난 사람에게 재발급할 수 있다.
③ 취소된 후 6개월이 지난 사람에게 재발급할 수 있다.
④ 취소된 후 1년이 지난 사람에게 재발급할 수 있다.
⑤ 취소된 후 2년이 지난 사람에게 재발급할 수 있다.

해설 〈법21조: 면허의 취소 등, 영12조: 면허증의 재발급〉

85. 「의료기사 등에 관한 법률」상 마약류 중독자, 피성년후견인, 피한정후견인에 의한 사유로 면허 취소된 의료기사가 해당 형의 집행이 끝나거나 면제되었을 때 면허증의 재발급은?

① 취소되고 3개월 경과 후
② 취소되고 6개월 경과 후
③ 취소되고 9개월 경과 후
④ 취소되고 1년 경과 후
⑤ 취소의 원인이 된 사유가 소멸되었을 때

〈법21조: 면허의 취소 등, 영12조: 면허증의 재발급〉

정답

82. ③ 83. ④ 84. ④
85. ⑤

86. 「의료기사 등에 관한 법률」상 의료기사등이 면허증을 분실 또는 훼손하였거나 면허증의 기재사항이 변경되어 면허증의 재발급을 신청하려는 경우에는 누구에게 신청서를 제출하여야 하는가?

① 보건소장 ② 질병관리청장
③ 보건복지부장관 ④ 국가시험관리기관의 장
⑤ 당해 의료기사 중앙회장

해설 〈법21조: 면허의 취소 등, 영12조: 면허증의 재발급〉

87. 「의료기사 등에 관한 법률」상 몇 회 이상 자격정지처분을 받는 경우 그 면허를 취소하는가?

① 1회 이상 ② 3회 이상
③ 5회 이상 ④ 7회 이상
⑤ 10회 이상

해설 〈법21조: 면허의 취소 등〉

88. 면허증을 재발급 받을 때까지 면허증에 갈음할 수 있는 증서는?

① 접수증 ② 이수증
③ 확인증 ④ 수료증
⑤ 영수증

해설 〈규칙23조: 면허증을 갈음하는 증서〉

89. 「의료기사 등에 관한 법률」상 면허의 취소처분을 받은 해당 의료기사 등의 면허증은 누구에게 면허증을 회수하여 제출하는가?

① 시장 · 군수 · 구청장 ② 특별자치시장
③ 특별자치도지사 ④ 보건복지부장관
⑤ 시 · 도지사

해설 〈법21조: 면허의 취소 등, 규칙24조〉 특별자치시장 · 특별자치도지사 · 시장 · 군수 · 구청장은 지체 없이 면허의 취소처분을 받은 해당 의료기사 등의 면허증을 회수하여 보건복지부장관에게 제출하여야 한다.

90. 「의료기사 등에 관한 법률」상 자격정지의 품위손상행위의 범위는 무엇으로 정하는가?

① 규칙 ② 법률
③ 대통령령 ④ 보건복지부령
⑤ 조례

해설 〈법22조: 자격의 정지〉

정답

86. ③ 87. ② 88. ①
89. ④ 90. ③

91. 「의료기사 등에 관한 법률」상 의료기사가 품위를 현저히 손상시키는 행위를 한 경우 면허자격을 정지시킬 수 있는 자는?

① 시 · 도지사 ② 대통령
③ 보건복지부장관 ④ 질병관리청장
⑤ 시장 · 군수 · 구청장

해설 〈법22조: 자격의 정지〉 보건복지부장관은 의료기사 등이 품위를 현저히 손상시키는 행위를 한 경우 6개월 이내의 기간을 정하여 그 면허자격을 정지시킬 수 있다.

92. 「의료기사 등에 관한 법률」상 학문적으로 인정되지 아니하거나 윤리적으로 허용되지 아니하는 방법으로 업무를 하는 행위의 벌칙은?

① 6개월 이내, 면허취소 ② 6개월 이내, 면허자격 정지
③ 1년 이내, 면허취소 ④ 1년 이내, 면허자격 정지
⑤ 100만원 이하의 과태료

해설 〈법22조: 자격의 정지, 영13조〉 의료기사 등이 품위를 현저히 손상시키는 행위를 한 경우 6개월 이내의 기간을 정하여 그 면허자격을 정지시킬 수 있다.

93. 의료기사 등에 대해 면허자격 정지를 시킬 수 있는 사유로 옳은 것은?

① 다른 사람에게 면허증을 대여한 경우
② 정신질환자
③ 의료기사 등의 업무 범위를 벗어나는 행위를 한 때
④ 면허효력정지 처분을 받은 경우
⑤ 3회 이상 면허자격 정지를 받은 자

해설 〈법22조: 자격의 정지〉

94. 의료기사 등에 관한 면허자격정지 기간은?

① 6월 이내 ② 12월 이내 ③ 2년 이내
④ 3년 이내 ⑤ 4년 이내

해설 〈법22조: 자격의 정지〉 『면허자격 정지 기간 및 사유: 6월 이내, 품위를 현저히 손상시키는 행위를 한 때, 안경업소의 개설자가 될 수 없는 자에게 고용되어 안경사의 업무를 행한 때, 기타 이 법 또는 이 법에 의한 명령에 위반한 때』

95. 「의료기사 등에 관한 법률」상 윤리적으로 허용되지 않는 방법으로 업무행위를 한 경우에 행정처분은?

① 경고조치 ② 면허취소 ③ 시정명령
④ 과태료처분 ⑤ 면허자격정지

해설 〈법22조: 자격의 정지, 영13조〉

정답

91. ③ 92. ② 93. ③
94. ① 95. ⑤

96. 의료기사 등의 품위손상행위의 범위에 속하지 않은 것은?

① 의료기사 등의 업무범위를 벗어나는 행위
② 의사 · 치과의사의 지도받지 아니하고 단독적인 업무를 하는 행위
③ 학문적으로 인정되지 않는 방법으로 업무를 하는 행위
④ 의료기사 등에 관한 법률에 명령을 위반한 행위
⑤ 검사결과를 사실과 다르게 판시하는 행위

해설 〈법22조: 자격의 정지, 영13조〉

97. 의료기사 자격정지 사유에 해당하는 것은?

① 현저한 품위 손상 행위 시
② 면허증 대여 시
③ 의료인 결격사유 시
④ 보수교육 미 이수 시
⑤ 면허자격정지기간 중에 의료기사 업무 행위 시

해설 〈법22조: 자격의 정지, 영13조〉

98. 「의료기사 등에 관한 법률」상 품위손상행위에 속하지 않는 것은?

① 의료기사 업무범위를 일탈하는 행위
② 학문적으로 인정되지 아니 하거나 윤리적으로 허용되지 아니하는 방법으로 업무를 하는 행위
③ 검사결과를 사실과 다르게 판시하는 행위
④ 면허증을 대여하고 수수료를 받는 행위
⑤ 치과의사의 지도에 의하지 아니하고 치과기공사 업무를 하는 경우

해설 〈법22조: 자격의 정지, 영13조〉

99. 「의료기사 등에 관한 법률」상 면허의 취소 및 치과기공소 · 안경업소 등록을 취소를 할 경우 반드시 열어야 하는 것은?

① 회의
② 총회
③ 공청회
④ 청문
⑤ 중앙회

해설 〈법26조: 청문〉 보건복지부장관 또는 특별자치시장 · 특별자치도지사 · 시장 · 군수 · 구청장은 면허의 취소, 등록의 취소 어느 하나에 해당하는 처분을 하려면 청문을 하여야 한다.

100. 의료기사 등의 면허취소와 관련하여 청문을 실시할 수 없는 자는?

① 질병관리청장
② 특별자치시장
③ 보건복지부장관
④ 시장 · 군수 · 구청장
⑤ 특별자치도지사

해설 〈법26조: 청문〉

정답

96. ④ 97. ① 98. ④
99. ④ 100. ①

101. 「의료기사 등에 관한 법률」상 보건복지부장관의 권한은 그 일부를 대통령령으로 위임할 수 있는 대상이 아닌 것은?

① 보건소장 ② 중앙회장
③ 소속 기관의 장 ④ 시장 · 군수 · 구청장
⑤ 특별시장 · 광역시장 · 특별자치시장 · 도지사 · 특별자치도지사

해설 〈법28조: 권한의 위임 또는 위탁〉 보건복지부장관의 권한은 그 일부를 대통령령으로 정하는 바에 따라 소속 기관의 장, 특별시장 · 광역시장 · 특별자치시장 · 도지사 · 특별자치도지사, 시장 · 군수 · 구청장 또는 보건소장에게 위임할 수 있다.

102. 「의료기사 등에 관한 법률」상 보건복지부장관의 권한 중 그 일부를 위임 또는 위탁할 수 있는 자는?

① 중앙회장 ② 감염관리위원장
③ 보건소장 ④ 의료정책과장
⑤ 질병관리청장

해설 〈법28조: 권한의 위임 또는 위탁〉 이 법에 따른 보건복지부장관의 권한은 그 일부를 대통령령으로 정하는 바에 따라 소속 기관의 장, 특별시장 · 광역시장 · 특별자치시장 · 도지사 · 특별자치도지사, 시장 · 군수 · 구청장 또는 보건소장에게 위임할 수 있다.

103. 「의료기사 등에 관한 법률」상 보건복지부장관이 권한의 일부를 위임할 수 있는 규정은 무엇으로 정하는가?

① 대통령령
② 질병관리청령
③ 보건복지부령
④ 국무총리령
⑤ 행정안전부령

해설 〈법28조: 권한의 위임 또는 위탁〉

104. 「의료기사 등에 관한 법률」상 아래 내용의 벌칙은?

가. 의료기사등의 면허 없이 의료기사등의 업무를 한 사람 나. 사람에게 면허를 대여한 사람 다. 면허를 대여받거나 면허 대여를 알선한 사람 라. 업무상 알게 된 비밀을 누설한 사람 마. 안경사의 면허 없이 안경업소를 개설한 사람

① 1년 이하의 징역 또는 1천만원 이하의 벌금
② 1년 이하의 징역 또는 2천만원 이하의 벌금
③ 2년 이하의 징역 또는 2천만원 이하의 벌금
④ 3년 이하의 징역 또는 3천만원 이하의 벌금
⑤ 5년 이하의 징역 또는 5천만원 이하의 벌금

해설 〈법30조: 벌칙〉

정답

101. ② 102. ③ 103. ①
104. ④

105. 의료기사 등이 면허증을 다른 사람에게 대여한 경우일 때의 벌칙은?

① 500만원 이하의 과태료
② 500만원 이하의 벌금
③ 2년 이하의 징역 또는 2천만원 이하의 벌금
④ 3년 이하의 징역 또는 1천만원 이하의 벌금
⑤ 3년 이하의 징역 또는 3천만원 이하의 벌금

해설 〈법30조: 벌칙〉

106. 의료기사 등의 관한 법률상 의료기사의 면허 없이 의료기사의 업무를 할 때의 벌칙과 동일한 벌칙을 할 수 있는 것은?

① 면허증을 대여한 경우
② 검사를 거부, 기피 또는 방해한 자
③ 품위를 현저히 손상시키는 행위를 한 때
④ 의료기사의 면허 없이 의료기사의 명칭을 사용한 때
⑤ 2개 이상의 안경업소를 개설한 자

해설 〈법30조: 벌칙〉

107. 「의료기사 등에 관한 법률」상 위반 시 3년 이하의 징역 또는 3천만원 이하의 벌금에 해당하는 것은?

① 의료기사의 유사명칭을 사용하는 자
② 면허 없이 의료기사 등의 업무를 행한 자
③ 등록없이 치과기공소를 개설한 자
④ 등록없이 안경업소를 개설한 자
⑤ 영리를 목적으로 고객을 알선 소개 또는 유인한 자

해설 〈법30조: 벌칙〉

108. 면허없이 의료기사 등의 업무를 행하였을 때 벌칙은?

① 1년 이하의 징역 또는 300만원 이하의 벌금
② 2년 이하의 징역 또는 200만원 이하의 벌금
③ 3년 이하의 징역 또는 3천만원 이하의 벌금
④ 300만원 이하의 벌금
⑤ 500만원 이하의 과태료

해설 〈법30조: 벌칙〉『3년 이하의 징역 또는 3천만원 이하의 벌금: 의료기사 등의 면허 없이 의료기사 등의 업무를 행한 자, 다른 사람에게 의료기사 등의 면허증을 대여한 자, 업무상 알게 된 비밀을 누설한 자(고소가 있어야 공소를 제기할 수 있다), 안경사의 면허 없이 안경업소를 개설한 자』

정답

105. ⑤ 106. ① 107. ②
108. ③

109. 의료기사 등의 면허 없이 의료기사 등의 명칭 또는 이와 유사한 명칭을 사용할 때의 벌칙은?

① 100만원 이하의 과태료
② 500만원 이하의 벌금
③ 500만원 이하의 과태료
④ 3년 이하의 징역 또는 1천만원 이하의 벌금
⑤ 3년 이하의 징역 또는 3천만원 이하의 벌금

해설 〈법31조: 벌칙〉

110. 「의료기사 등에 관한 법률」상 아래 내용의 벌칙은?

가. 의료기사등의 면허 없이 의료기사등의 명칭 또는 이와 유사한 명칭을 사용한 자 나. 2개소 이상의 치과기공소를 개설한 자 다. 안경 및 콘택트렌즈를 안경업소 외의 장소에서 판매한 안경사 라. 등록을 하지 아니하고 치과기공소를 개설한 자

① 100만원 이하의 벌금
② 200만원 이하의 벌금
③ 500만원 이하의 벌금
④ 1년 이하의 징역 또는 1천만원 이하의 벌금
⑤ 3년 이하의 징역 또는 3천만원 이하의 벌금

해설 〈법31조: 벌칙〉

111. 「의료기사 등에 관한 법률」상 법인 대표자나 개인의 대리인의 위법행위를 한 때에 그 행위가 처벌 외에 그 법인 또는 개인도 처벌하는 양벌규정의 벌칙은?

① 구류 ② 과태료 ③ 금고형
④ 벌금형 ⑤ 징역형

해설 〈법32조: 양벌규정〉

112. 「의료기사 등에 관한 법률」상 특별자치시장 · 특별자치도지사 · 시장 · 군수 · 구청장은 치과기공소 또는 안경업소의 개설자에게 위반된 사항의 시정을 명할 수 있다. 시정명령을 이행하지 아니한 자에게 부과할 수 있는 것은?

① 100만원 이하의 벌금 ② 100만원 이하의 과태료
③ 500만원 이하의 벌금 ④ 500만원 이하의 과태료
⑤ 1년 이하의 징역 또는 1천만원 이하의 벌금

해설 〈법33조: 과태료〉

정답

109. ② 110. ③ 111. ④
112. ④

113. 「의료기사 등에 관한 법률」상 의료기사등의 실태와 취업상황을 허위로 신고한 사람에게 부과하는 처분으로 옳은 것은?

① 100만원 이하의 벌금
② 100만원 이하의 과태료
③ 500만원 이하의 벌금
④ 500만원 이하의 과태료
⑤ 1년 이하의 징역 또는 1천만원 이하의 벌금

해설 〈법33조: 과태료〉

114. 「의료기사 등에 관한 법률」상 아래 내용의 벌칙은?

가. 실태와 취업 상황을 허위로 신고한 사람 나. 폐업신고를 하지 아니하거나 등록사항의 변경신고를 하지 아니한 사람 다. 보고를 하지 아니하거나 검사를 거부 · 기피 또는 방해한 자

① 100만원 이하의 벌금
② 100만원 이하의 과태료
③ 500만원 이하의 벌금
④ 500만원 이하의 과태료
⑤ 1년 이하의 징역 또는 1천만원 이하의 벌금

해설 〈법33조: 과태료〉

115. 「의료기사 등에 관한 법률」상 500만원 이하의 과태료에 해당하는 것은?

① 시정명령을 이행하지 아니한 자
② 2개 이상의 안경업소를 개설한 자
③ 폐업신고를 하지 아니하거나 등록사항의 변경신고를 하지 아니한 사람
④ 업무상 알게 된 비밀을 누설한 사람
⑤ 실태와 취업 상황을 허위로 신고한 사람

해설 〈법33조: 과태료〉 시정명령을 이행하지 아니한 자에게는 500만원 이하의 과태료를 부과한다.

116. 「의료기사 등에 관한 법률」상 양벌규정과 관련이 없는 벌칙은?

① 안경사의 면허 없이 안경업소를 개설한 사람
② 실태와 취업 상황을 허위로 신고한 사람
③ 치과기공사 · 안경사에게 고객을 알선 · 소개 또는 유인한 자
④ 업무상 알게 된 비밀을 누설한 사람
⑤ 다른 사람에게 의료기사 등의 면허증을 빌려 준 사람

해설 〈법33조: 과태료〉 실태와 취업 상황을 허위로 신고한 사람, 폐업신고를 하지 아니하거나 등록사항의 변경신고를 하지 아니한 사람, 보고를 하지 아니하거나 검사를 거부 · 기피 또는 방해한 자는 100만원 이하의 과태료를 부과한다.

정답

113. ② 114. ② 115. ①
116. ②

117. 「의료기사 등에 관한 법률」상 100만원 이하의 과태료를 부과하는 경우는?

① 검사를 거부, 기피 또는 방해한 자
② 업무범위를 일탈하는 행위를 한 자
③ 안경업소 이외의 장소에서 안경업을 행하는 자
④ 허위로 검사결과를 판시하는 자
⑤ 청문에 응하지 아니한 자

해설 〈법33조: 과태료〉

정답

117. ①

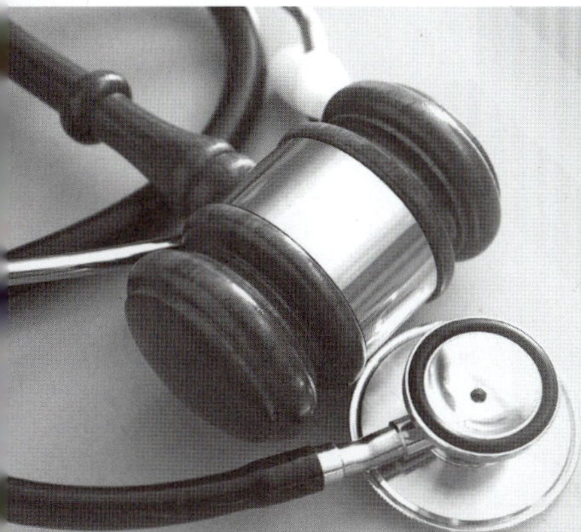

03

감염병의 예방 및 관리에 관한 법률

(약칭: 감염병예방법)

예상문제

01. 「감염병예방법」의 목적으로 옳은 것은?

① 감염병의 조사 · 연구
② 감염병의 보호 및 진료
③ 감염병의 발생과 유행을 방지
④ 감염병의 치료촉진과 발생방지
⑤ 감염병의 유행방지와 신고보장

해설 〈법1조: 목적〉

02. 「감염병의 예방 및 관리에 관한 법률」상 제1급 감염병이 아닌 것은?

① 두창
② 풍진
③ 에볼라바이러스병
④ 중동호흡기증후군(MERS)
⑤ 중증급성호흡기증후군(SARS)

해설 〈법2조: 정의〉

03. 「감염병의 예방 및 관리에 관한 법률」상 제 2급 감염병이 아닌 것은?

① 결핵
② 수두
③ 홍역
④ A형간염
⑤ B형간염

해설 〈법2조: 정의〉

04. 「감염병의 예방 및 관리에 관한 법률」상 제 4급 감염병이 아닌 것은?

① 회충증
② 클라미디아감염증
③ 지카바이러스감염증
④ 엔테로바이러스감염증
⑤ 메티실린내성황색포도알균(MRSA)감염증

해설 〈법2조: 정의〉

05. 「감염병의 예방 및 관리에 관한 법률」상 국제공중보건의 비상사태에 대비를 위해 질병관리청장이 단독으로 고시하는 감염병은?

① 제1급감염병
② 제2급감염병
③ 제3급감염병
④ 관리대상 해외 신종감염병
⑤ 세계보건기구 감시대상 감염병

해설 〈법2조: 정의〉

정답

01. ③ 02. ② 03. ⑤
04. ③ 05. ⑤

06. 「감염병의 예방 및 관리에 관한 법률」상 세계보건기구 감시대상 감염병은?

가. 황열	나. 웨스트나일열
다. 신종인플루엔자	라. 중증급성호흡기증후군(SARS)

① 가, 나, 다 ② 가, 다 ③ 나, 라
④ 라 ⑤ 가, 나, 다, 라

해설 〈법2조: 정의〉 세계보건기구 감시대상 감염병(9종): 두창, 폴리오, 신종인플루엔자, 중증급성호흡기증후군(SARS), 콜레라, 폐렴형 페스트, 황열, 바이러스성 출혈열, 웨스트나일열

07. 「감염병의 예방 및 관리에 관한 법률」상 예방접종 후 그 접종으로 인하여 발생할 수 있는 모든 증상 또는 질병으로서 해당 예방접종과 시간적 관련성이 있는 것은?

① 표본감시 이상반응 ② 역학조사 이상반응
③ 예방접종 전 이상반응 ④ 예방접종 후 이상반응
⑤ 감염병의심자 이상반응

해설 〈법2조: 정의〉

08. 「감염병의 예방 및 관리에 관한 법률」상 질병관리청장이 보건복지부장관과 협의하여 지정하는 감염병이 아닌 것은?

① 제1급감염병 ② 제2급감염병
③ 제3급감염병 ④ 생물테러감염병
⑤ 관리대상 해외 신종감염병

해설 〈법2조: 정의〉 질병관리청장이 보건복지부장관과 협의하여 지정하는 감염병은 제1급감염병, 제2급감염병, 제3급감염병, 관리대상 해외 신종감염병이다.

09. 「감염병의 예방 및 관리에 관한 법률」상 제1급감염병은?

① 신종인플루엔자 ② 장티푸스
③ 파상풍 ④ 급성호흡기감염증
⑤ 간흡충증

해설 〈법2조: 정의〉

10. 「감염병의 예방 및 관리에 관한 법률」상 제2급감염병은?

① 중증급성호흡기증후군(SARS) ② 세균성이질
③ 파상풍 ④ 인플루엔자
⑤ C형간염

해설 〈법2조: 정의〉

정답

06. ⑤ 07. ④ 08. ④
09. ① 10. ②

11. 「감염병의 예방 및 관리에 관한 법률」상 제3급감염병은?

① 두창
② 파라티푸스
③ 말라리아
④ 매독
⑤ 엔테로바이러스감염증

해설 〈법2조: 정의〉

12. 「감염병의 예방 및 관리에 관한 법률」상 제4급감염병은?

① 페스트
② 폴리오
③ 발진티푸스
④ 인플루엔자
⑤ C형간염

해설 〈법2조: 정의〉

13. 「감염병의 예방 및 관리에 관한 법률」상 감염병의 연결이 옳지 않은 것은?

① A형간염 - 제2급감염병
② B형간염 - 제3급감염병
③ C형간염 - 제3급감염병
④ E형간염 - 제2급감염병
⑤ 홍역 -제1급감염병

해설 〈법2조: 정의〉

14. 「감염병의 예방 및 관리에 관한 법률」상 생물테러감염병 또는 치명률이 높거나 집단 발생의 우려가 커서 발생 또는 유행 즉시 신고하여야 하고, 음압격리와 같은 높은 수준의 격리가 필요한 감염병은?

① 제1급감염병
② 제2급감염병
③ 제3급감염병
④ 제4급감염병
⑤ 생물테러감염병

해설 〈법2조: 정의〉

15. 「감염병의 예방 및 관리에 관한 법률」상 그 발생을 계속 감시할 필요가 있어 발생 또는 유행 시 24시간 이내에 신고하여야 하는 감염병은?

① 제1급감염병
② 제2급감염병
③ 제3급감염병
④ 제4급감염병
⑤ 생물테러감염병

해설 〈법2조: 정의〉

정답

11. ③ 12. ④ 13. ⑤
14. ① 15. ③

16. 「감염병의 예방 및 관리에 관한 법률」상 전파가능성을 고려하여 발생 또는 유행 시 24시간 이내에 신고하여야 하고, 격리가 필요한 감염병은?

① 제1급감염병　② 제2급감염병
③ 제3급감염병　④ 제4급감염병
⑤ 생물테러감염병

해설 〈법2조: 정의〉

17. 고의 또는 테러 등을 목적으로 이용된 병원체에 의하여 발생된 감염병 중 질병관리청장이 고시하는 감염병은?

① 기생충감염병
② 고위험병원체병
③ 생물테러감염병
④ 관리대상 해외 신종감염병
⑤ 세계보건기구 감시대상 감염병

해설 〈법2조: 정의〉

18. 생물테러의 목적으로 이용되거나 사고 등에 의하여 외부에 유출될 경우 국민 건강에 심각한 위험을 초래할 수 있는 감염병병원체로서 보건복지부령으로 정하는 것은?

① 기생충감염병
② 고위험병원체
③ 생물테러감염병
④ 관리대상 해외 신종감염병
⑤ 세계보건기구 감시대상 감염병

해설 〈법2조: 정의〉

19. 다음에 해당하는 사람은?

가. 감염병환자, 감염병의사환자 및 병원체보유자와 접촉하거나 접촉이 의심되는 사람 나. 검역관리지역 또는 중점검역관리지역에 체류하거나 그 지역을 경유한 사람으로서 감염이 우려되는 사람 다. 감염병병원체 등 위험요인에 노출되어 감염이 우려되는 사람

① 병원체보유자　② 감염병의사환자
③ 감염병환자　④ 표본감시자
⑤ 감염병의심자

해설 〈법2조: 정의〉

정답

16. ②　17. ③　18. ②
19. ⑤

20. 감염병 중 감염병환자의 발생빈도가 높아 전수조사가 어렵고 중증도가 비교적 낮은 감염병의 발생에 대하여 감시기관을 지정하여 정기적이고 지속적인 의과학적 감시를 실시하는 것은?

① 역학조사 ② 감시
③ 표본감시 ④ 예방접종 후 이상반응
⑤ 세계보건기구 감시대상 감염병

해설 〈법2조: 정의〉

21. 「감염병예방법」에서 제4급감염병이 아닌 것은?

① 매독 ② 인플루엔자
③ 급성호흡기감염증 ④ 후천성면역결핍증(AIDS)
⑤ 반코마이신내성장알균(VRE) 감염증

해설 〈법2조: 정의〉

22. 제4급감염병인 것은?

① 결핵 ② C형간염 ③ 장티푸스
④ 인플루엔자 ⑤ 후천성면역결핍증(AIDS)

해설 〈법2조: 정의〉

23. 환자나 임산부 등이 의료행위를 적용받는 과정에서 발생한 감염병으로서 감시활동이 필요하여 질병관리청장이 고시하는 감염병은?

① 성매개감염병 ② 의료관련감염병
③ 인수공통감염병 ④ 생물테러감염병
⑤ 관리대상 해외 신종감염병

해설 〈법2조: 정의〉

24. 다음 중 제1급–제2급–제3급감염병 순으로 연결이 옳은 것은?

① A형간염 – B형간염 – 파상풍
② 폴리오 – 인플루엔자 – C형간염
③ 콜레라 – 홍역 – 후천성면역결핍증(AIDS)
④ 중증급성호흡기증후군(SARS) – 결핵 – B형간염
⑤ 신종인플루엔자 – 말라리아 – 중동호흡기증후군(MERS)

해설 〈법2조: 정의〉

정답

20. ③ 21. ④ 22. ④
23. ② 24. ④

25. 생물테러감염병 또는 치명률이 높거나 집단 감염 발생의 우려가 커서 발생 또는 유행 즉시 신고하여야 하고, 음압격리와 같은 높은 수준의 격리가 필요한 감염병은?

① 후천성면역결핍증(AIDS)
② b형헤모필루스인플루엔자
③ 중증급성호흡기증후군(SARS)
④ 중증열성혈소판감소증후군(SFTS)
⑤ 카바페넴내성장내세균속균종(CRE) 감염증

해설 〈법2조: 정의〉

26. A형 간염은?

① 의료관련감염병　② 제1급감염병　③ 제2급감염병
④ 제3급감염병　⑤ 제4급감염병

해설 〈법2조: 정의〉

27. 음압격리와 같은 높은 수준의 격리가 필요한 감염병은?

① 결핵　② A형간염
③ 급성호흡기감염증　④ 후천성면역결핍증(AIDS)
⑤ 신종인플루엔자

해설 〈법2조: 정의〉

28. 제1급감염병은?

① 결핵, A형간염, 일본뇌염
② 장티푸스, A형간염, 탄저
③ 디프테리아, 탄저, 페스트
④ 중동호흡기증후군(MERS), 두창, 콜레라
⑤ 신종인플루엔자, 홍역, 유행성이하선염

해설 〈법2조: 정의〉

29. 국제공중보건의 비상사태에 대비하기 위하여 감시대상으로 정한 질환으로서 질병관리청장이 고시하는 감염병은?

① 기생충감염병　② 성매개감염병
③ 생물테러감염병　④ 인수공통감염병
⑤ 세계보건기구 감시대상 감염병

해설 〈법2조: 정의〉

정답

25. ③　26. ③　27. ⑤
28. ③　29. ⑤

30. 전파가능성을 고려하여 발생 또는 유행 시 24시간 이내에 신고하여야 하고, 격리가 필요한 감염병은?

① 일본뇌염　② 말라리아
③ 장티푸스　④ 후천성면역결핍증(AIDS)
⑤ 중동호흡기증후군(MERS)

해설 〈법2조: 정의〉

31. 병원체보유자란?

① 임상적인 증상은 없으나 감염병 병원체를 보유하고 있는 자
② 감염병병원체 등 위험요인에 노출되어 감염이 우려되는 사람
③ 검역관리지역 또는 중점검역관리지역에 체류하거나 그 지역을 경유한 사람으로서 감염이 우려되는 사람
④ 감염병 병원체가 인체 내에 침입한 것으로 의사의 진단 또는 보건복지부령이 정하는 기관의 실험실 검사를 통하여 확인된 자
⑤ 감염병병원체가 인체에 침입한 것으로 의심이 되나 감염병환자로 확인되기 전 단계에 있는 사람

해설 〈법2조: 정의〉『병원체보유자: 임상적인 증상은 없으나 감염병 병원체를 보유하고 있는 사람』

32. 발생을 계속 감시할 필요가 있어 발생 또는 유행 시 24시간 이내에 신고하여야 하는 감염병은?

① 제1급감염병　② 제2급감염병　③ 제3급감염병
④ 제4급감염병　⑤ 의료관련감염병

해설 〈법2조: 정의〉

33. 제2급감염병이 아닌 것은?

① 수두　② 홍역　③ 백일해
④ B형간염　⑤ 한센병

해설 〈법2조: 정의〉

34. 전파가능성을 고려하여 발생 또는 유행 시 24시간 이내에 신고하여야 하고 격리가 필요한 감염병은?

① 탄저　② 파상풍　③ A형간염
④ B형간염　⑤ 후천성면역결핍증(AIDS)

해설 〈법2조: 정의〉

정답

30. ③　31. ①　32. ③
33. ④　34. ③

35. 질병관리청장이 단독으로 고시하는 감염병이 아닌 것은?

① 기생충감염병 ② 성매개감염병
③ 생물테러감염병 ④ 관리대상 해외 신종감염병
⑤ 세계보건기구 감시대상 감염병

해설 〈법2조: 정의〉

36. 감염병의 병원체가 인체에 침입하여 증상을 나타내는 사람은?

① 감시자 ② 감염병환자 ③ 병원체보유자
④ 감염병의사환자 ⑤ 감염병의심환자

해설 〈법2조: 정의〉

37. 감염병병원체가 인체에 침입한 것으로 의심이 되나 감염병환자로 확인되기 전 단계에 있는 사람은?

① 감염병환자 ② 표본감시자 ③ 병원체보유자
④ 감염병의사환자 ⑤ 감염병의심환자

해설 〈법2조: 정의〉

38. 환자나 임산부 등이 의료행위를 적용받는 과정에서 발생한 감염병으로서 감시활동이 필요하여 질병관리청장이 고시하는 감염병은?

① 기생충감염병 ② 생물테러감염병
③ 의료관련감염병 ④ 관리대상 해외 신종감염병
⑤ 세계보건기구 감시대상 감염병

해설 〈법2조: 정의〉

39. 해외유입기생충감염증은?

① 제1급감염병 ② 제2급감염병 ③ 제3급감염병
④ 제4급감염병 ⑤ 성매개감염병

해설 〈법2조: 정의〉

40. 임상적인 증상은 없으나 감염병병원체를 보유하고 있는 사람은?

① 감시자 ② 감염병환자 ③ 감염병의사
④ 병원체보유자 ⑤ 고위험병원체 환자

해설 〈법2조: 정의〉

정답

35. ④ 36. ② 37. ④
38. ③ 39. ④ 40. ④

41. 「감염병의 예방 및 관리에 관한 법률」상 "감염병의심자"에 대한 정의로 옳지 않은 것은?

① 감염병환자와 접촉하거나 접촉이 의심되는 사람
② 감염병의사환자와 접촉하거나 접촉이 의심되는 사람
③ 감염병 병원체 등 위험요인에 노출되어 감염이 우려되는 사람
④ 검역관리지역 또는 중점검역관리지역을 경유한 사람으로서 감염이 우려되는 사람
⑤ 감염병병원체가 인체에 침입한 것으로 의심이 되나 감염병환자로 확인되기 전 단계에 있는 사람

해설 〈법2조: 정의〉

42. 전파가능성을 고려하여 발생 또는 유행 시 24시간 이내에 신고하여야 하고, 격리가 필요한 감염병은?

① 수두, C형간염
② 결핵, 일본뇌염
③ 홍역, E형 간염
④ 장티푸스, 파상풍
⑤ A형간염, 디프테리아

해설 〈법2조: 정의〉

43. 세계보건기구 감시 대상 감염병이 아닌 것은?

① 두창
② 황열
③ 폴리오
④ 에볼라바이러스병
⑤ 콜레라중증급성호흡기증후군(SARS)

해설 〈법2조: 정의〉

44. 「감염병의 예방 및 관리에 관한 법률」상 인수공통감염병이 아닌 것은?

① 결핵
② 야토병
③ 장출혈성대장균감염증
④ 중증급성호흡기증후군(SARS)
⑤ 중증열성혈소판감소증후군(SFTS)

해설 〈법2조: 정의〉

45. 의료관련감염병에 해당하지 않는 것은?

① 다제내성녹농균(MRPA)감염증
② 사람유두종바이러스(HPV)감염증
③ 카바페넴내성장내세균속균종(CRE)감염증
④ 메티실린내성황색포도알균(MRSA) 감염증
⑤ 반코마이신내성황색포도알균(VRSA) 감염증

해설 〈법2조: 정의〉

정답

41. ⑤ 42. ③ 43. ④
44. ② 45. ②

46. 감염병의 예방 및 관리에 관한 기본계획을 수립 · 시행하여야 하는 자는?

① 보건소장
② 보건복지부장관
③ 행정안전부장관
④ 지방자치단체장
⑤ 질병관리청장이 보건복지부장관과 협의

해설 〈법7조: 감염병 예방 및 관리 계획의 수립 등〉

47. 의사가 의료기관의 장에게 보고하지 않아도 되는 것은?

① 감염병환자등을 진단하거나 그 사체를 검안한 경우
② 환자가 제4급 감염병으로 인한 감염병으로 사망한 경우
③ 예방접종 후 이상반응자를 진단하거나 그 사체를 검안한 경우
④ 감염병환자로 의심되는 사람이 감염병병원체 검사를 거부하는 경우
⑤ 감염병환자등이 제1급감염병부터 제3급감염병까지에 해당하는 감염병으로 사망한 경우

해설 〈법11조: 의사 등의 신고〉

48. 질병관리청장은 보건복지부장관과 협의하여 감염병의 예방 및 관리에 관한 기본계획은 몇 년마다 수립 · 시행하여야 하는가?

① 1　② 2　③ 3
④ 4　⑤ 5

해설 〈법7조: 감염병 예방 및 관리 계획의 수립 등〉

49. 「감염병의 예방 및 관리에 관한 법률」상 의료기관에 소속되지 아니한 의사가 감염병환자등을 진단하거나 예방접종 후 이상 반응자를 진단한 경우 그 사실을 누구에게 신고하여야 하는가?

① 관할 경찰서장　② 관할 보건소장
③ 시 · 도지사　④ 질병관리청장
⑤ 시장 · 군수 · 구청장

해설 〈법11조: 의사 등의 신고〉

50. 「감염병의 예방 및 관리에 관한 법률」상 감염병환자등을 진단하거나 그 사체를 검안한 경우 소속 의료기관의 장에게 보고할 수 있는 자는?

① 의사, 간호사　② 의사, 약사
③ 의사, 의료기사　④ 의사, 치과의사, 한의사
⑤ 의사, 조산사, 한의사

해설 〈법11조: 의사 등의 신고〉

정답

46. ⑤　47. ②　48. ⑤
49. ②　50. ④

51. 「감염병의 예방 및 관리에 관한 법률」상 보고를 받은 의료기관의 장 및 감염병병원체 확인기관의 장은 제2급감염병 및 제3급감염병의 경우에 그 사실을 관할 보건소장에게 언제까지 신고하여야 하는가?

① 즉시 ② 24시간 이내 ③ 3일 이내
④ 1주일 이내 ⑤ 30일 이내

해설 〈법11조: 의사 등의 신고〉

52. 「감염병의 예방 및 관리에 관한 법률」상 의사, 치과의사, 한의사가 소속 의료기관의 장에게 보고 또는 관할보건소장에게 신고하는 사실이 아닌 것은?

① 감염병환자등을 진단하거나 그 사체를 검안(檢案)한 경우
② 예방접종 후 이상반응자를 진단하거나 그 사체를 검안한 경우
③ 표본감시 대상이 되는 제4급감염병으로 인한 경우
④ 감염병환자등이 제1급감염병부터 제3급감염병까지에 해당하는 감염병으로 사망한 경우
⑤ 감염병환자로 의심되는 사람이 감염병병원체 검사를 거부하는 경우

해설 〈법11조: 의사 등의 신고〉

53. 「감염병의 예방 및 관리에 관한 법률」상 의료기관의 장이 7일 이내에 질병관리청장 또는 관할 보건소장에게 신고해야 하는 감염병은?

① 제1급감염병 ② 제2급감염병 ③ 제3급감염병
④ 제4급감염병 ⑤ 생물테러감염병

해설 〈법11조: 의사 등의 신고〉

54. 「감염병의 예방 및 관리에 관한 법률」상 육군, 해군, 공군 또는 국방부 직할 부대에 소속된 군의관이 감염병 환자 등을 진단하여 소속 부대장이 24시간 이내에 관할 보건소장에게 신고하는 감염병이 아닌 것은?

① 결핵 ② A형간염 ③ 일본뇌염
④ B형간염 ⑤ 애볼라바이러스병

해설 〈법11조: 의사 등의 신고〉

55. 「감염병의 예방 및 관리에 관한 법률」상 감염병환자등을 진단하거나 그 사체를 검안(檢案)한 경우 신고자로 옳지 않은 것은?

① 치과의사 ② 한의사 ③ 의료기관의 장
④ 소속 부대장 ⑤ 약사

해설 〈법11조: 의사 등의 신고, 규칙6조〉

정답

51. ② 52. ③ 53. ④
54. ⑤ 55. ⑤

56. 의료기관에 소속된 의사, 치과의사 또는 한의사가 감염병환자등을 진단하거나 그 사체를 검안하였을 때 최초 보고자는?

① 보건복지부장관
② 질병관리청장
③ 보건소장
④ 시장 · 군수 · 구청장
⑤ 소속 의료기관의 장

해설 〈법11조: 의사 등의 신고〉

57. 「감염병의 예방 및 관리에 관한 법률」상 의사가 제1급 감염병환자를 진단한 경우 신고서를 제출하기 전에 구두, 전화 등의 방법으로 알려야 하는 자는?

① 질병관리청장 또는 관할 보건소장
② 질병관리청장 또는 관할 경찰서장
③ 보건복지부장관 또는 관할 보건소장
④ 질병관리청장 또는 시 · 도지사
⑤ 보건복지부장관 또는 시장 · 군수 · 구청장

해설 〈법11조: 의사 등의 신고, 규칙6조〉

58. 「감염병의 예방 및 관리에 관한 법률」상 의사 등의 예방접종 후 이상 반응자를 신고할 때 정보시스템을 이용하여 누구에게 제출해야 하는가?

① 질병관리청장 또는 관할 경찰서장
② 질병관리청장 또는 관할 보건소장
③ 질병관리청장 또는 시 · 도지사
④ 보건복지부장관 또는 관할 보건소장
⑤ 보건복지부장관 또는 시장 · 군수 · 구청장

해설 〈법11조: 의사 등의 신고, 규칙7조〉

59. 보고를 받은 의료기관의 장은 제1급감염병 환자를 진단하거나 또는 시체를 검안한 경우 언제 신고하여야 하는가?

① 즉시, 시 · 도지사 또는 관할 보건소장
② 즉시, 질병관리청장 또는 관할 보건소장
③ 7일 이내, 질병관리청장 또는 관할 보건소장
④ 7일 이내, 시장 · 군수 · 구청장 또는 관할 보건소장
⑤ 24시간 이내, 지역 보건환경연구원장 또는 관할 경찰서장

해설 〈법11조: 의사 등의 신고〉

정답

56. ⑤ 57. ① 58. ②
59. ②

60. 의료기관의 장은 인플루엔자나 간흡충증 환자 발생 시 신고기한과 신고인으로 옳은 것은?

① 지체 없이, 질병관리청장
② 7일, 지역 보건환경연구원장 또는 관할 경찰서장
③ 7일, 질병관리청장 또는 관할 보건소장
④ 14일, 시장 · 군수 · 구청장 또는 관할 보건소장
⑤ 지체 없이, 보건복지부장관 또는 관할 보건소장

해설 〈법11조: 의사 등의 신고〉

61. 예방접종 후 이상반응자를 진단하거나 그 사체를 검안한 경우 신고의무자는?

① 간호사 ② 조산사 ③ 치과의사
④ 치과위생사 ⑤ 응급구조사

해설 〈법11조: 의사 등의 신고〉

62. 감염병병원체 확인기관의 장이 감염병 환자 발생 시 즉시 관할 보건소장에게 신고해야 할 감염병은?

① 결핵 ② A형간염
③ 후천성면역결핍증 ④ 디프테리아
⑤ 지카바이러스감염증

해설 〈법11조: 의사 등의 신고〉

63. (　　　)순으로 맞는 것은?

> 의료기관의 장 및 감염병병원체 확인기관의 장은 제1급감염병의 경우에는 (　　), 제2급감염병 및 제3급감염병의 경우에는 (　　), 질병관리청장 또는 관할 보건소장에게 신고하여야 한다.

① 즉시, 24시간 이내 ② 즉시, 7일 이내
③ 24시간 이내, 7일 이내 ④ 48시간 이내, 7일 이내
⑤ 즉시, 48시간 이내

해설 〈법11조: 의사 등의 신고〉

64. 감염병환자 등의 진단기준, 신고의 방법 및 절차 등에 관하여 필요한 사항을 정하는 것은?

① 의료법 ② 대통령령
③ 보건복지부령 ④ 지역사회보건법
⑤ 지방자치단체 조례

해설 〈법11조: 의사 등의 신고〉

정답

60. ③ 61. ③ 62. ④
63. ① 64. ③

65. 감염병 환자가 발생하였을 경우 의사 등의 신고사항 중 옳은 것은?

① 콜레라는 7일 이내에 의사가 보건소장에게 신고한다.
② 유행성 이하선염은 즉시 의사가 보건소장에게 신고한다.
③ C형간염 환자 발생 시 의사는 즉시 보건소장에게 신고한다.
④ 신종인플루엔자는 의사가 24시간 이내에 보건소장에게 신고한다.
⑤ 신종감염병증후군은 즉시 의료기관의 장이 보건소장에게 신고한다.

해설 〈법11조: 의사 등의 신고〉

66. 의료기관의 장이 디프테리아 예방접종 후 이상 반응자를 보고를 받은 후 신고 절차는?

① 시 · 도지사에게 즉시 신고
② 질병관리청장 또는 관할 보건소장에게 즉시 신고
③ 관할 보건소장에게 7일 이내 신고
④ 관할 보건소장에게 24시간 이내 신고
⑤ 보건복지부장관에게 24시간 이내 신고

해설 〈법11조: 의사 등의 신고〉

67. 「감염병의 예방 및 관리에 관한 법률」상 그 밖의 신고 의무자 중 여러 사람이 모이는 장소로서 보건복지부령으로 정하는 장소가 아닌 곳은?

① 미용업소 ② 이용업소 ③ 산후조리원
④ 목욕장업소 ⑤ 집단급식소

해설 〈법12조: 그 밖의 신고 의무자〉

68. 「감염병의 예방 및 관리에 관한 법률」상 보건복지부령으로 정하는 감염병에서 그 밖의 신고대상 감염병이 아닌 것은?

① 결핵 ② 홍역 ③ 콜레라
④ 장티푸스 ⑤ 발진티푸스

해설 〈법12조: 그 밖의 신고의무자, 규칙8조〉

69. 「감염병예방법」상 그 밖의 신고의무자가 아닌 것은?

① 경영자 ② 세대주 ③ 관리인
④ 대표자 ⑤ 종업원

해설 〈법12조: 그 밖의 신고의무자〉 일반 가정에서는 세대를 같이하는 세대주. 다만, 세대주가 부재 중인 경우에는 그 세대원, 보건복지부령으로 정하는 장소의 관리인, 경영자 또는 대표자.

정답

65. ⑤ 66. ② 67. ⑤
68. ⑤ 69. ⑤

70. 보건소장 등의 보고를 받은 질병관리청장, 시 · 도지사 또는 시장 · 군수 · 구청장은 감염병환자로 의심되는 사람이 감염병병원체 검사를 거부하는 사람일 경우 어떤 환자로 의심되는 경우에 한정하여 감염병병원체 검사를 할 수 있는가?

① 제1급감염병 ② 제2급감염병 ③ 의료관련감염병
④ 성매개감염병 ⑤ 생물테러감염병

해설 〈법13조: 보건소장 등의 보고〉

71. 아래 감염병과 연관된 것은?

가. 결핵 나. 홍역 다. 콜레라 라. 장티푸스 마. 파라티푸스 바. 세균성이질 사. 장출혈성대장균감염증 아. A형간염

① 제1급감염병 – 그 밖의 신고대상 감염병 – 보건복지부장관이 지정하는 감염병
② 제1급감염병 – 그 밖의 신고대상 감염병 – 질병관리청장이 보건복지부장관과 협의하여 고시하는 감염병
③ 제2급감염병 – 그 밖의 신고대상 감염병 – 질병관리청장이 보건복지부장관과 협의하여 지정하는 감염병
④ 제2급감염병 – 그 밖의 신고대상 감염병 – 대통령령으로 고시하는 감염병
⑤ 제3급감염병 – 그 밖의 신고대상 감염병 – 대통령령으로 지정하는 감염병

해설 〈법12조: 그 밖의 신고의무자, 규칙8조〉

72. 의사로부터 감염병환자 발생을 보고 받은 보건소장은 누구에게 보고해야 하는가?

① 시 · 도지사 ② 국립의료원장
③ 보건복지부장관 ④ 질병관리청장
⑤ 특별자치도지사 또는 시장 · 군수 · 구청장

해설 〈법13조: 보건소장 등의 보고〉 신고를 받은 보건소장은 그 내용을 관할 특별자치도지사 또는 시장 · 군수 · 구 청장에게 보고하여야 한다.

73. (   )에 해당하는 것은?

의료기관의 장으로부터 감염병 환자 발생의 신고를 받은 (   )은 그 내용을 관할 특별자치도지사 또는 시장 · 군수 · 구청장에게 보고하여야 하며, 보고를 받은 특별자치도지사 또는 (   )은 이를 질병관리청장 및 시 · 도지사에게 각각 보고하여야 한다.

① 병원장 – 보건소장 ② 의사 – 보건소장
③ 의사 – 시장 · 군수 · 구청장 ④ 보건소장 – 보건의료원장
⑤ 보건소장 – 시장 · 군수 · 구청장

해설 〈법13조: 보건소장 등의 보고〉

정답

70. ① 71. ③ 72. ⑤
73. ⑤

74. 보건소장은 예방접종 후 이상반응 발생 보고를 특별자치도지사 또는 시장 · 군수 · 구청장에게 언제 보고하는가?

① 7일 이내 보고
② 48시간 이내 보고
③ 24시간 이내 보고
④ 신고를 받은 후 즉시
⑤ 신고를 받은 후 1주일 후

해설 〈법13조: 보건소장 등의 보고, 규칙10조〉

75. 보건소장이 제2급감염병 환자 및 제3급감염병 환자 검사결과 발생 시 보고 시기는?

① 즉시
② 24시간 이내
③ 48시간 이내
④ 7일 이내
⑤ 15일 이내

해설 〈법13조: 보건소장 등의 보고, 규칙10조〉

76. 보건소장의 제4급감염병 발생 및 사망의 보고 시기는?

① 즉시
② 24시간 이내
③ 48시간 이내
④ 7일 이내
⑤ 15일 이내

해설 〈법13조: 보건소장 등의 보고, 규칙10조〉

77. 인수공통감염병의 통보에서 가축전염병예방법에 따라 신고를 받은 국립가축방역기관장, 시장 · 군수 · 구청장 또는 시 · 도 가축방역기관의 장이 발생 즉시 통보하여야 하는 인수공통감염병이 <u>아닌</u> 것은?

① 탄저
② 광견병
③ 동물인플루엔자
④ 크로이츠펠트-야콥병
⑤ 고병원성조류인플루엔자

해설 〈법14조: 인수공통감염병의 통보, 영9조〉

78. 그 밖의 인수공통감염병에서 대통령령으로 정하는 인수공통감염병이란?

① 탄저
② 광견병
③ 동물인플루엔자
④ 지카바이러스 감염증
⑤ 고병원성조류인플루엔자

해설 〈법14조: 인수공통감염병의 통보, 영9조〉

정답

74. ④ 75. ② 76. ④
77. ④ 78. ③

79. 인수공통감염병 중 즉시 질병관리청장에게 통보해야 하는 감염병은?

가. 탄저	나. 광견병
다. 동물인플루엔자	라. 고병원성 조류인플루엔자

① 가, 나, 다　② 가, 다　③ 나, 라
④ 라　⑤ 가, 나, 다, 라

해설 〈법14조: 인수공통감염병의 통보, 영9조〉

80. 관할구역에 거주하는 감염병환자등에 관하여 신고를 받았을 때 그 명부를 기록하고 관리하여야 하는 자는?

① 보건소장　② 시 · 도지사
③ 보건복지부장관　④ 질병관리청장
⑤ 시장 · 군수 · 구청장

해설 〈법15조: 감염병환자등의 파악 및 관리〉

81. 보건소장은 감염병환자등의 명부를 작성하고 몇 년간 서류를 보관하는가?

① 1년　② 3년　③ 5년
④ 7년　⑤ 10년

해설 〈법15조: 감염병환자등의 파악 및 관리, 규칙12조〉

82. 보건소장은 예방접종 후 이상반응자의 명부를 작성하고 몇 년간 서류를 보관하는가?

① 1년　② 3년　③ 5년
④ 7년　⑤ 10년

해설 〈법15조: 감염병환자등의 파악 및 관리, 규칙12조〉

83. 표본감시 활동이 필요한 감염병은?

① 제1급감염병　② 제2급감염병　③ 제3급감염병
④ 제4급감염병　⑤ 생물테러감염병

해설 〈법16조: 감염병 표본감시 등〉

84. 표본 감시의료기관이 감시하여야 하는 감염병은?

① 홍역　② A형간염　③ 장티푸스
④ 말라리아　⑤ 인플루엔자

해설 〈법16조: 감염병 표본감시 등, 규칙14조〉

정답

79. ⑤　80. ①　81. ②
82. ⑤　83. ④　84. ⑤

85. 「감염병의 예방 및 관리 법률」상 표본감시의 대상이 되는 감염병은?

① 인플루엔자 – 매독 – 제3급감염병
② 인플루엔자 – 임질 – 제3급감염병
③ 편충증 – 황열 – 제4급감염병
④ 인플루엔자 – 급성호흡기감염증 – 제4급감염병
⑤ 간흡충증 – 발진티푸스 – 제4급감염병

해설 〈법16조: 감염병 표본감시 등, 규칙14조〉

86. 보건의료기관이나 그 밖의 기관 또는 단체를 감염병 표본감시기관으로 지정할 수 있는 자는?

① 보건소장
② 시 · 도지사
③ 질병관리청장
④ 보건복지부차관
⑤ 시장 · 군수 · 구청장

해설 〈법16조: 감염병 표본감시 등, 규칙13조〉

87. 감염병병원체 확인기관이 <u>아닌</u> 것은?

① 질병대응센터
② 국립보건원
③ 질병관리청
④ 보건위생연구원
⑤ 보건소

해설 〈법16조의2: 감염병병원체 확인기관〉

88. 「감염병의 예방 및 관리에 관한 법률」상 실험실 검사 등을 통하여 감염병병원체를 확인할 수 있는 기관이 <u>아닌</u> 것은?

① 보건소
② 질병관리청
③ 질병대응센터
④ 보건환경연구원
⑤ 의료기관 중 병원

해설 〈법16조의2: 감염병병원체 확인기관〉

89. 감염병의 관리 및 감염 실태와 내성균 실태를 파악하기 위하여 실태조사를 실시하고, 그 결과를 공표하여야 하는 사람은?

① 검역소장
② 보건소장
③ 시장 · 군수 · 구청장
④ 보건환경연구원장
⑤ 질병관리청장 및 시 · 도지사

해설 〈법17조: 실태조사〉

정답

85. ④ 86. ③ 87. ④
88. ⑤ 89. ⑤

90. 감염병이 발생하여 유행할 우려가 있거나, 감염병 여부가 불분명하나 발병 원인을 조사할 필요가 있다고 인정하면 지체없이 역학조사를 실시할 수 있는 사람은?

① 대통령
② 국립검역소장
③ 보건복지부장관
④ 보건환경연구원장
⑤ 질병관리청장 및 시 · 도지사 또는 시장 · 군수 · 구청장

해설 〈법18조: 역학조사〉

91. 질병관리청장이 역학조사를 하여야 하는 경우가 아닌 것은?

① 관할 지역에서 감염병이 발생하여 유행할 우려가 있는 경우
② 감염병 발생 및 유행 여부 조사가 긴급히 필요한 경우
③ 예방접종 후 이상반응 관한 조사가 긴급히 필요한 경우
④ 둘 이상의 시 · 도에서 역학조사가 동시에 필요한 경우
⑤ 시 · 도지사의 역학조사가 불충분하였거나 불가능하다고 판단되는 경우

해설 〈법18조: 역학조사, 영13조: 역학조사의 시기〉

92. 「감염병의 예방 및 관리에 관한 법률」상 역학조사반 구성 설명 중 옳지 않은 것은?

① 각 역학조사반의 반장은 방역관 또는 역학조사관으로 한다.
② 시 · 도에 시 · 도역학조사반을 두며 20명 이내의 반원으로 구성한다.
③ 역학조사반의 분야별 운영에 필요한 사항은 보건복지부장관이이 정한다.
④ 질병관리청에 중앙역학조사반을 두며 30명 이상으로 구성한다.
⑤ 역학조사반원은 질병관리청장, 시 · 도지사 및 시장 · 군수 · 구청장이 각각 임명하거나 위촉한다.

해설 〈법18조: 역학조사, 영15조: 역학조사반의 구성〉

93. 성매개감염병의 예방을 위하여 종사자의 건강진단이 필요한 직업으로 보건복지부령으로 정하는 직업에 종사하는 자와 성매개감염병에 감염되어 그 전염을 매개할 상당한 우려가 있다고 누가 인정하면 성매개감염병에 대한 건강진단을 받아야 하는가?

① 보건소장
② 시 · 도지사
③ 질병관리청장
④ 보건복지부장관
⑤ 시장 · 군수 · 구청장

해설 〈법19조: 건강진단〉

정답

90. ⑤ 91. ① 92. ③ 93. ⑤

94. 국민 건강에 중대한 위협을 미칠 우려가 있는 감염병으로 사망한 것으로 의심이 되어 시체를 해부하지 아니하고는 감염병 여부의 진단과 사망의 원인규명을 할 수 없다고 인정하면 그 시체의 해부를 명할 수 있는 자는?

① 시 · 도지사 ② 검역소장
③ 국립의료원장 ④ 보건복지부장관
⑤ 질병관리청장

해설 〈법20조: 해부명령〉

95. 「감염병의 예방 및 관리에 관한 법률」상 감염병환자, 식품, 동식물, 그 밖의 환경 등으로부터 고위험병원체를 분리한 자는 지체 없이 질병관리청장에게 신고하여야 한다. 그 내용으로 옳지 않은 것은?

① 분리 일자 ② 이동계획
③ 분리장소 ④ 분리된 검체명
⑤ 고위험병원체의 명칭

해설 〈법21조: 고위험병원체의 분리, 분양 · 이동 및 이동신고〉

96. 「감염병의 예방 및 관리에 관한 법률」상 고위험병원체를 보유 · 관리하는 자는 매년 고위험병원체 보유현황에 대한 기록을 작성하여 누구에게 제출해야 하는가?

① 보건소장
② 보건복지부장관
③ 질병관리청장
④ 시장 · 군수 · 구청장
⑤ 역학조사관

해설 〈법21조: 고위험병원체의 분리, 분양 · 이동 및 이동신고〉

97. 「감염병예방법」상 고위험병원체를 보유 · 관리하는 자는 고위험병원체 보존현황에 대한 기록을 작성하여 제출하는 시기와 해당자는?

① 매년 시 · 도지사
② 매년 보건복지부장관
③ 매년 질병관리청장
④ 6개월마다 보건복지부장관
⑤ 6개월마다 질병관리청장

해설 〈법21조: 고위험병원체의 분리, 분양 · 이동 및 이동신고〉 고위험병원체를 보유 · 관리하는 자는 매년 고위험병원체 보존현황에 대한 기록을 작성하여 질병관리청장에게 제출하여야 한다.

정답

94. ⑤ 95. ③ 96. ③
97. ③

98. 감염병 환자, 식품 또는 동식물 등으로부터 고위험병원체를 분리한 자의 조치는?

① 즉시 보건소장에게 신고
② 지체 없이 국립검역소장에게 신고
③ 7일 이내 질병관리청장에게 보고
④ 지체 없이 질병관리청장에게 신고
⑤ 지체 없이 식품의약품안전처장에게 신고

해설 〈법21조: 고위험병원체의 분리, 분양 · 이동 및 이동신고〉 감염병 환자, 식품, 동식물, 그 밖의 환경 등으로부터 고위험병원체를 분리하거 나 이미 분리된 고위험병원체를 이동하려는 자는 지체 없이 고위험병원체의 명칭, 분리 된 검체명, 분리 일시 또는 이동계획을 보건복지부장관에게 신고하여야 한다.
〈법76조: 위임 및 위탁〉 질병관리청장에게 위임 및 위탁

99. 고위험병원체를 분양 · 이동받으려는 자는 사전에 고위험병원체의 명칭, 분양 및 이동계획 등을 누구에게 신고해야 하는가?

① 보건소장
② 시 · 도지사
③ 질병관리청장
④ 특별자치도지사
⑤ 시장 · 군수 · 구청장

해설 〈법21조: 고위험병원체의 분리, 분양 · 이동 및 이동신고, 규칙18조〉

100. (   )에 해당하는 것은?

고위험병원체를 인수하여 이동하려는 자는 (   )이 정하는 장소 중에서 인수 장소를 지정하여야 한다.

① 대통령
② 시 · 도지사
③ 질병관리청장
④ 특별자치도지사
⑤ 시장 · 군수 · 구청장

해설 〈법21조: 고위험병원체의 분리, 분양 · 이동 및 이동신고, 영19조〉

101. 고위험병원체의 분리신고를 받은 경우 현장조사를 실시할 수 있는 자는?

① 시 · 도지사
② 특별자치도지사
③ 질병관리청장
④ 보건소장
⑤ 시장 · 군수 · 구청장

해설 〈법21조: 고위험병원체의 분리, 분양 · 이동 및 이동신고, 규칙20조〉

정답

98. ④ 99. ③ 100. ③
101. ③

102. 다음 중 옳은 것은?

> 가. 고위험병원체의 반입 허가를 받으려는 자는 고위험병원체 반입허가신청서를 질병관리청장에게 제출해야 한다
> 나. 고위험병원체를 분양 · 이동받으려는 자는 고위험병원체 분양 · 이동신고서를 질병관리청장에게 제출해야 한다
> 다. 고위험병원체 반입허가 받은 사항을 변경하려는 자는 질병관리청장의 허가를 받아야 한다.
> 라. 고위험병원체 취급시설의 안전관리 등급, 설치 · 운영 허가 및 신고의 기준과 절차 등에 필요한 사항은 대통령령으로 정한다.

① 가, 나, 다 ② 가, 다 ③ 나, 라
④ 라 ⑤ 가, 나, 다, 라

해설 〈법21~23조, 규칙19조〉 고위험병원체의 분리신고, 이동신고, 반입허가신청을 하려는 자는 각각의 신고서 및 신청서를 질병관리청장에게 제출하여야 한다.

103. (　　　)에 해당하는 것은?

> 「감염병의 예방 및 관리에 관한 법률」상 감염병의 진단 및 학술 연구 등을 목적으로 고위험병원체를 국내로 반입하려는 자는 (　　　)으로 정하는 요건을 갖춘 고위험병원체 전담관리자를 갖추어 질병관리청장의 허가를 받아야 한다.

① 헌법 ② 법률 ③ 대통령령
④ 보건복지부령 ⑤ 조례

해설 〈법22조: 고위험병원체의 반입 허가〉

104. 다음 사항은 누구에게 제출해야 하는가?

> 가. 고위험병원체 인수신고
> 나. 고위험병원체 반입 허가 신청
> 다. 고위험병원체 분리 · 이동 신고
> 라. 고위험병원체 취급시설의 설치 · 운영 허가 및 신고

① 보건소장 ② 질병관리청장
③ 시 · 도지사 ④ 시장 · 군수 · 구청장
⑤ 역학조사관

해설 〈법20조: 해부명령, 법21조: 고위험병원체의 분리, 분양 · 이동 및 이동신고, 법22조: 고위험병원체의 반입 허가〉

105. 고위험병원체의 반입 허가 등에서 감염병의 진단 및 학술 연구 등을 목적으로 고위험병원체를 국내로 반입하려는 자는 대통령령으로 정하는 요건을 갖추어 누구의 허가를 받아야 하는가?

① 보건소장 ② 시 · 도지사
③ 국립검역소장 ④ 질병관리청장
⑤ 식품의약품안전처장

해설 〈법22조: 고위험병원체의 반입 허가 등, 영32조〉

정답

102. ⑤ 103. ④ 104. ② 105. ④

106. 고위험병원체의 반입 허가 등의 요건이 아닌 것은?

① 질병관리청장의 허가를 받을 것
② 고위험병원체 전담관리자를 둘 것
③ 고위험병원체 취급시설을 설치 · 운영할 것
④ 고위험병원체의 안전한 수송 및 비상조치 계획을 수립할 것
⑤ 고위험병원체 취급시설의 안전관리 준수사항을 준수할 것

해설 〈법22조: 고위험병원체의 반입 허가 등〉

107. 사람에게 감염되어 발병하였을 경우 증세가 치명적이며 치료가 어려운 질병을 일으킬 수 있는 고위험병원체를 취급하거나 이를 이용하는 실험을 실시하는 시설로 고위험병원체 취급시설의 안전관리 등급은?

① 1등급 ② 2등급
③ 3등급 ④ 4등급
⑤ 5등급

해설 〈법23조: 고위험병원체의 안전관리 등, 영19조의2: 고위험병원체 취급시설의 설치 · 운영 허가 및 신고, 영 별표1의4〉

108. 고위험병원체 취급시설의 안전관리 등급의 신고 또는 허가사항으로 옳은 것은?

① 1등급: 허가 ② 2등급: 허가
③ 3등급: 허가 ④ 4등급: 신고
⑤ 5등급: 신고

해설 〈법23조: 고위험병원체의 안전관리 등, 영19조의2: 고위험병원체 취급시설의 설치 · 운영 허가 및 신고, 영 별표1의4〉

109. 「감염병의 예방 및 관리에 관한 법률」상 생물테러감염병병원체의 종류는?

가. 두창 바이러스(Variola virus) 나. 페스트균(*Yersinia psetis*) 다. 보툴리눔균(*Clostridium botulinum*) 라. 중동호흡기증후군(MERS)

① 가, 나, 다 ② 가, 다
③ 나, 라 ④ 라
⑤ 가, 나, 다, 라

해설 〈법23조의3: 생물테러감염병병원체 보유허가, 영20조의6: 생물테러감염병병원체의 종류〉
- 세균 : 페스트균, 탄저균(다만, 탄저균 스턴은 제외), 보툴리눔균, 야토균
- 바이러스 : 에볼라 바이러스, 라싸 바이러스, 마버그 바이러스, 두창 바이러스

정답

106. ⑤ 107. ④ 108. ③
109. ①

110. 「감염병의 예방 및 관리에 관한 법률」상 시장 · 군수 · 구청장이 관할 보건소를 통하여 필수예방접종을 실시하여야 하는 감염병은?

① 두창
② 성홍열
③ 파라티푸스
④ 엔테로바이러스 감염증
⑤ 그룹 A형 로타바이러스 감염증

해설 〈법24조: 필수예방접종〉

111. 3급 감염병 중 필수예방접종을 실시하여야 하는 감염병은?

① 황열
② 파상풍
③ C형간염
④ 발진티푸스
⑤ 지카바이러스 감염증

해설 〈법24조: 필수예방접종〉

112. 1급 감염병 중 필수예방접종을 실시하여야 하는 감염병은?

① 두창
② 탄저
③ 페스트
④ 디프테리아
⑤ 신종인플루엔자

해설 〈법24조: 필수예방접종〉

113. 「감염병의 예방 및 관리에 관한 법률」상 시장 · 군수 · 구청장이 관할 보건소를 통하여 필수예방접종을 실시하여야 하는 감염병은?

① 콜레라
② C형간염
③ 말라리아
④ 인플루엔자
⑤ 중동호흡기증후군

해설 〈법24조: 필수예방접종〉

114. 「감염병의 예방 및 관리에 관한 법률」상 필수예방접종이 아닌 것은?

① 두창, 콜레라
② 결핵, B형간염
③ 일본뇌염, 홍역
④ 디프테리아, 폴리오
⑤ 인플루엔자, A형간염

해설 〈법24조: 필수예방접종〉

정답

110. ⑤ 111. ② 112. ④
113. ④ 114. ①

115. 보건소를 통하여 필수예방접종을 실시할 수 있는 자는?

① 관할보건소장
② 질병관리청장
③ 보건복지부장관
④ 특별자치도지사 또는 시장 · 군수 · 구청장
⑤ 보건복지부장관, 시 · 도지사 또는 시장 · 군수 · 구청장

해설 〈법24조: 필수예방접종〉

116. 필수예방접종의 대상이 되는 감염병은?

① 풍진, 파상풍, 결핵
② 세균성이질, 홍역, 결핵
③ 콜레라, 디프테리아, 파상풍
④ 말라리아, 성병, 유행성출혈열
⑤ 인플루엔자, 폴리오, 세균성이질

해설 〈법24조: 필수예방접종〉

117. 필수예방접종 대상 감염병으로 옳게 조합된 것은?

① 일본뇌염–결핵–폴리오–발진열
② 한센병–수두–폴리오–A형간염
③ 두창–백일해–페스트–B형간염
④ 인플루엔자–백일해–폴리오–홍역
⑤ 인플루엔자–디프테리아–말라리아–홍역

해설 〈법24조: 필수예방접종〉

118. 「감염병의 예방 및 관리에 관한 법률」상 필수예방접종에 해당하는 감염병이 아닌 것은?

① 결핵, 홍역
② 백일해, 파상풍
③ A형간염, B형간염
④ 말라리아, C형간염
⑤ 디프테리아, 폴리오

해설 〈법24조: 필수예방접종〉

119. 특별자치도지사 또는 시장 · 군수 · 구청장이 의료기관을 지정하여 예방접종업무를 위탁할 때 작성하는 위탁계약서의 내용이 아닌 것은?

① 위탁계약기간
② 위탁계약조건
③ 위탁계약해지
④ 예방접종 업무의 위탁범위
⑤ 예방접종 비용 상환절차

해설 〈법24조: 필수예방접종, 영20조〉

정답

115. ④ 116. ① 117. ④
118. ④ 119. ⑤

120. 필수예방접종을 실시할 수 없는 의료기관은?

① 의원 ② 병원 ③ 보건소
④ 요양원 ⑤ 종합병원

해설 〈법24조: 필수예방접종, 영20조〉 필수예방접종을 실시할 수 있는 의료기관: 종합병원, 병원, 요양병원, 의원

121. 보건소에서 시행하기 어렵거나 보건소를 이용하기 불편한 주민 등에 대한 예방접종 업무를 의료기관에 위탁할 수 있는 자는?

① 보건소장 ② 행정안전부장관
③ 질병관리청장 ④ 보건복지부장관
⑤ 특별자치도지사 또는 시장 · 군수 · 구청장

해설 〈법24조: 필수예방접종, 영20조〉

122. (　　　)에 해당하는 것은?

필수예방접종 업무를 위탁한 경우의 예방접종 비용 산정 및 비용 상환 절차 등에 관하여 필요한 사항은 (　　　)이 정하여 고시한다.

① 보건소장 ② 시 · 도지사
③ 대통령 ④ 질병관리청장
⑤ 시장 · 군수 · 구청장

해설 〈법24조: 필수예방접종, 영20조〉

123. 사전알림에 동의한 필수예방접종 시 대상 아동부모에게 알리는 방법이 아닌 것은?

① 우편 ② 전화
③ 전자메일 ④ 문자전송
⑤ 해당 지방자치단체의 인터넷 홈페이지 공고

해설 〈법24조: 필수예방접종, 영20조, 규칙21조의2〉

124. 특별자치도지사 또는 시장 · 군수 · 구청장이 임시예방접종을 할 경우 미리 공고할 내용에 해당하지 않는 사항은?

① 접종일시 ② 접종장소
③ 예방접종방법 ④ 예방접종의 종류
⑤ 예방접종을 받을 사람의 범위

해설 〈법26조: 예방접종의 공고〉

정답

120. ④ 121. ⑤ 122. ④
123. ⑤ 124. ③

125. 필수예방접종 증명서를 발급할 수 있는 자는?

가. 질병관리청장	나. 특별자치도지사
다. 시장 · 군수 · 구청장	라. 보건소장

① 가, 나, 다 ② 가, 다 ③ 나, 라
④ 라 ⑤ 가, 나, 다, 라

해설 〈법27조: 예방접종증명서〉

126. 예방접종을 효과적으로 시행하기 위하여 일정량의 예방접종약을 미리 생산하게 할 수 있는 자는?

① 보건소장 ② 시 · 도지사
③ 질병관리청장 ④ 질병대응센터장
⑤ 시장 · 군수 · 구청장

해설 〈법33조: 예방접종약품의 계획 생산〉

127. 「감염병예방법」상 "예방접종의 효과"에 관한 역학조사는 누가 실시해야 하는가?

① 보건소장 ② 시 · 도지사
③ 질병관리청장 ④ 보건복지부장관
⑤ 시장 · 군수 · 구청장

해설 〈법29조: 예방접종에 관한 역학조사〉 질병관리청장: 예방접종의 효과

128. 「감염병예방법」상 "예방접종 후 이상반응에 관한" 역학조사는 누가 실시해야 하는가?

가. 질병관리청장	나. 시 · 도지사
다. 시장 · 군수 · 구청장	라. 보건복지부차관

① 가, 나, 다 ② 가, 다 ③ 나, 라
④ 라 ⑤ 가, 나, 다, 라

해설 〈법29조: 예방접종에 관한 역학조사〉

129. 예방접종의 효과 및 예방접종 후 이상반응에 관한 역학조사는 누가 실시해야 하는가?

① 보건소장 ② 시 · 도지사 ③ 질병대응센터장
④ 질병관리청장 ⑤ 시장 · 군수 · 구청장

해설 〈법29조: 예방접종에 관한 역학조사〉

정답

125. ① 126. ③ 127. ③
128. ① 129. ④

130. 「감염병예방법」상 예방접종으로 인한 질병 · 장애 · 사망의 원인 규명 및 피해 보상 등을 조사하기 위하여 예방접종피해조사반을 두는 곳은?

① 시 · 도 ② 시 · 군 · 구 ③ 관할보건소
④ 보건복지부 ⑤ 질병관리청

해설 〈법30조: 예방접종피해조사반〉 예방접종으로 인한 질병 · 장애 · 사망의 원인 규명 및 피해 보상 등을 조사하고 제3자의 고의 또는 과실 유무를 조사하기 위하여 질병관리청에 예방접종피해조사반을 둔다.

131. 예방접종피해조사반은 어디에 두는가?

① 시 · 도 ② 시 · 군 · 구 ③ 보건복지부
④ 행정안전부 ⑤ 질병관리청

해설 〈법30조: 예방접종피해조사반〉

132. 「감염병의 예방 및 관리에 관한 법률」상 예방접종피해조사반을 두는 곳은?

① 시 · 도 ② 경찰청
③ 시 · 군 · 구 ④ 보건복지부
⑤ 질병관리청

〈법30조: 예방접종피해조사반, 영21조: 예방접종피해조사반의 구성 등〉

133. 「감염병의 예방 및 관리에 관한 법률」상 특별자치도지사 또는 시장 · 군수 · 구청장은 예방접종 완료 여부에 대한 검사 기록을 제출하도록 요청할 수 있다. 해당되지 <u>않는</u> 자는?

① 유치원의 장 ② 초등학교의 장
③ 중학교의 장 ④ 어린이집의 원장
⑤ 고등학교의 장

해설 〈법31조: 예방접종 완료 여부의 확인〉

134. 초 · 중학교의 장, 유치원의 장, 어린이집의 원장에게 예방접종 완료 여부에 대한 검사 기록을 요청할 수 있는 사람은?

① 검역소장
② 보건소장
③ 질병관리청장
④ 보건복지부장관
⑤ 특별자치도지사 또는 시장 · 군수 · 구청장

〈법31조: 예방접종 완료 여부의 확인〉

정답

130. ⑤ 131. ⑤ 132. ⑤
133. ⑤ 134. ⑤

135. 예방접종약의 계획생산을 할 수 있는 경우는?

> 가. 시범접종에 사용할 목적으로 생산하게 하는 경우
> 나. 예방접종약품의 생산기간이 6개월 이상 걸릴 경우
> 다. 예방접종약품의 국내 공급이 부족하다고 판단될 경우
> 라. 예방접종약품의 원료를 외국으로부터 수입하여야 하는 경우

① 가, 나, 다 ② 가, 다 ③ 나, 라
④ 라 ⑤ 가, 나, 다, 라

해설 〈법33조: 예방접종약품의 계획 생산, 규칙27조〉

136. 「감염병의 예방 및 관리 법률」상 의약품 제조업자로 하여금 예방접종약품을 미리 생산하게 할 수 있는 자는?

① 시 · 도지사 ② 질병대응센터장 ③ 질병관리청장
④ 보건복지부차관 ⑤ 시장 · 군수 · 구청장

해설 〈법33조: 예방접종약품의 계획 생산〉

137. 「감염병의 예방 및 관리 법률」상 감염병 위기관리대책의 수립 · 시행을 하는 자는?

① 검역소장 ② 보건소장
③ 시 · 도지사 ④ 보건복지부장관 및 질병관리청장
⑤ 시장 · 군수 · 구청장

해설 〈법34조: 감염병 위기관리대책의 수립 · 시행〉

138. 질병관리청장이 의약품 제조업자로 하여금 예방접종약품을 미리 생산하게 할 수 있는 경우가 아닌 것은?

① 시범접종에 사용할 목적으로 생산하게 하는 경우
② 예방접종약품의 생산기간이 6개월 이상 걸릴 경우
③ 예방접종약품의 국내 공급이 부족하다고 판단될 경우
④ 예방접종약품의 원료를 외국으로부터 수입하여야 하는 경우
⑤ 해외 신종감염병의 국내 유입으로 인한 재난상황에 대처하기 위한 위원회의 감염병 위기관리대책인 경우

해설 〈규칙27조: 예방접종약품의 계획 생산〉

139. 보건복지부장관, 질병관리청장 또는 시 · 도지사가 감염병관리기관으로 지정할 수 있는 곳은?

① 병원 및 의원 ② 병원 및 요양병원 ③ 병원 및 종합병원
④ 병원 및 치과병원 ⑤ 한방병원 및 종합병원

해설 〈법36조: 감염병관리기관의 지정 등, 규칙28조〉

정답

135. ⑤ 136. ③ 137. ④
138. ⑤ 139. ③

140. 「감염병의 예방 및 관리에 관한 법률」상 감염병관리시설 등의 설치 기준 등에서 300개 이상의 병상을 갖춘 감염병관리기관이 설치할 것은?

① 음압병실 설치 · 운영기준에 적합한 음압병실을 1개 이상 설치할 것
② 외부와 격리된 진료실 또는 격리된 병실을 1개 이상 설치할 것
③ 임시숙박시설 및 간이진료시설을 설치할 것
④ 일방향 음압용 해파필터(HEPA filter)를 설치할 것
⑤ 의료기관의 시설 기준 중 의원에 해당하는 시설을 갖추거나 임시숙박시설 및 간이진료시설을 갖출 것

해설 〈법39조: 감염병관리시설 등의 설치 및 관리방법, 규칙31조〉

141. 「감염병의 예방 및 관리에 관한 법률」상 제1급감염병이 발생한 경우 해당 공무원으로 하여금 감염병의심자에게 자가(自家) 또는 시설에 격리조치하여 해당 공무원은 감염병 증상 유무를 확인하기 위하여 필요한 조사나 진찰을 할 수 있는 자는?

① 검역소　② 보건소장
③ 보건복지부차관　④ 보건환경연구소장
⑤ 시장 · 군수 · 구청장

해설 〈법42조: 감염병에 관한 강제처분〉

142. 질병관리청장, 시 · 도지사 또는 시장 · 군수 · 구청장은 제1급감염병이 발생한 경우 해당 공무원으로 하여금 감염병의심자에게 조치를 취할 수 있는 내용이 아닌 것은?

① 건강검진 실시
② 자가(自家) 또는 시설에 격리
③ 격리에 필요한 이동수단의 제한
④ 유선 · 무선 통신을 활용한 기기 등을 이용한 감염병의 증상 유무 확인
⑤ 정보통신기술을 활용한 기기 등을 이용해서 격리된 사람의 위치정보의 수집

해설 〈법42조: 감염병에 관한 강제처분〉

143. 「감염병의 예방 및 관리에 관한 법률」상 강제처분을 할 수 있는 환자가 아닌 것은?

① 제1급감염병　② 제2급감염병 중 홍역
③ 제2급감염병 중 폴리오　④ 제4급감염병 중 인플루엔자
⑤ 세계보건기구 감시대상 감염병

해설 〈법42조: 감염병에 관한 강제처분〉

정답

140. ① 141. ⑤ 142. ① 143. ④

144. 감염병에 관한 강제처분에서 감염병관리기관에서 입원치료를 받아야 하는 감염병이 아닌 것은?

① 제1급감염병
② 제3급감염병 중 질병관리청장이 정하는 감염병
③ 제2급감염병 중 장티푸스
④ 세계보건기구 감시대상 감염병
⑤ 제2급감염병 중 반코마이신내성황색포도알균

해설 〈법42조: 감염병에 관한 강제처분〉

145. 감염병에 관한 강제처분에서 감염병관리기관에서 입원치료를 받아야 하는 감염병은?

① 파상풍 ② B형간염 ③ 말라리아
④ 파라티푸스 ⑤ 후천성면역결핍증

해설 〈법42조: 감염병에 관한 강제처분〉

146. 「감염병의 예방 및 관리에 관한 법률」상 업무 종사의 일시 제한을 받는 업종은?

① 식품접객업, 의료업 ② 식품접객업, 숙박업
③ 식품접객업, 여행사업 ④ 집단급식소, 이 · 미용업
⑤ 집단급식소, 식품접객업

해설 〈법45조: 업무 종사의 일시 제한, 규칙33조〉

147. 「감염병의 예방 및 관리에 관한 법률」상 업무 종사의 일시 제한을 받는 감염병이 아닌 것은?

① 매독 ② 콜레라 ③ A형간염
④ 세균성이질 ⑤ 장출혈성대장균감염증

해설 〈법45조: 업무 종사의 일시 제한, 규칙33조〉

148. 감염병이 유행하면 감염병 전파를 막기 위하여 방역 조치를 해야 하는 자는?

① 검역소장 ② 관할 보건소장
③ 보건복지부차관 ④ 중앙방역대책본부장
⑤ 질병관리청장, 시 · 도지사 또는 시장 · 군수 · 구청장

해설 〈법47조: 감염병 유행에 대한 방역 조치〉

정답

144. ⑤ 145. ④ 146. ⑤
147. ① 148. ⑤

149. 「감염병의 예방 및 관리에 관한 법률」상 특별자치도지사 또는 시장 · 군수 · 구청장은 청소나 소독을 실시하거나 쥐, 위생해충 등의 구제조치를 실시하기 위하여 방역기동반을 두는 곳은?

① 관할 시 · 도 ② 관할 보건소 ③ 관할 시 · 군 · 구
④ 질병관리청 ⑤ 관할 검역소

해설 〈법51조: 소독 의무, 규칙36조: 방역기동반의 운영 및 소독의 기준 등〉

150. 「감염병의 예방 및 관리에 관한 법률」상 소독을 업으로 하고자 하는 사람은 누구에게 신고를 하는가?

① 검역소장 ② 시 · 도지사
③ 질병관리청장 ④ 보건소장
⑤ 특별자치도지사, 시장 · 군수 · 구청장

해설 〈법52조: 소독업의 신고 등〉

151. 소독업자는 소독실시대장을 기록해야 한다. 소독실시대장의 보존 기간은?

① 1년간 ② 2년간 ③ 3년간
④ 5년간 ⑤ 영구보존

해설 〈규칙40조: 소독의 기준 및 소독에 관한 사항의 기록 등〉

152. 「감염병의 예방 및 관리에 관한 법률」상 국고 부담 경비가 아닌 것은?

① 감염병 교육 및 홍보를 위한 경비
② 감염병환자등의 진료 및 보호에 드는 경비
③ 예방접종 등으로 인한 피해보상을 위한 경비
④ 감염병 예방을 위한 전문인력의 양성에 드는 경비
⑤ 내국인 감염병환자등의 입원치료, 조사, 진찰 등에 드는 경비

해설 〈법67조: 국고 부담경비, 제66조: 시 · 도가 부담할 경비〉

153. 「감염병의 예방 및 관리에 관한 법률」상 국고 부담 경비가 아닌 것은?

① 표본감시활동에 드는 경비
② 건강진단, 예방접종 등에 드는 경비
③ 필수예방접종약품등의 비축에 드는 경비
④ 감염병환자등의 진료 및 보호에 드는 경비
⑤ 예방접종약품의 생산 및 연구 등에 드는 경비

해설 〈법67조: 국고 부담 경비〉

정답

149. ② 150. ⑤ 151. ②
152. ⑤ 153. ②

154. 예방접종 등으로 인한 피해보상을 하는 기관은?

① 국고 부담
② 특별자치도와 시 · 군 · 구 부담
③ 시 · 도 부담
④ 진료 업무를 수행하는 법인 또는 단체에서 부담
⑤ 시 · 군 · 구 60%, 시 · 도 40%부담

해설 〈법67조: 국고 부담 경비〉

155. 감염병에 관한 강제처분에 의한 입원치료비 외에 본인의 지병이나 본인에게 발생한 질환등으로 드는 경비를 본인이나 그 보호자로부터 징수할 수 있는 항목에 없는 것은?

① 입원료 ② 진찰료 ③ 치료비
④ 검사료 ⑤ 요양비

해설 〈법69조: 본인으로부터 징수할 수 있는 경비〉

156. 「감염병의 예방 및 관리에 관한 법률」상 예방접종 등에 따른 피해 보상기준 중 장제비는?

① 30만원 ② 50만원 ③ 70만원
④ 100만원 ⑤ 장제비 전액

해설 〈법71조: 예방접종 등에 따른 피해 보상기준, 영29조: 예방접종 등에 따른 피해의 보상기준〉

157. 「감염병의 예방 및 관리에 관한 법률」상 보상받을 수 있는 질병, 장애 또는 사망은 예방접종약품의 이상이나 예방접종 행위자 및 예방 · 치료 의약품 투여자 등의 과실 유무에 관계없이 해당 예방접종 또는 예방 · 치료 의약품을 투여받은 것으로 인한 피해를 인정하는 자는?

① 시 · 도지사 ② 경찰서장
③ 질병관리청장 ④ 보건소장
⑤ 특별자치도지사 또는 시장 · 군수 · 구청장

해설 〈법71조: 예방접종 등에 따른 피해의 국가보상〉

158. 「감염병의 예방 및 관리에 관한 법률」상 예방접종 등에 따른 피해의 국가보상 내용이 아닌 것은?

① 연금 ② 장제비 ③ 일시보상금
④ 진료비 전액 ⑤ 정액 간병비

해설 〈법71조: 예방접종 등에 따른 피해의 국가보상〉

정답

154. ① 155. ⑤ 156. ①
157. ③ 158. ①

159. 「감염병의 예방 및 관리에 관한 법률」상 예방접종 등에 따른 피해의 국가가 보상하는 내용이 옳지 않은 것은?

① 장애인이 된 사람 – 일시보상금
② 질병으로 입원한 사람 – 간병비 전액
③ 질병으로 진료를 받은 사람 – 정액 간병비
④ 질병으로 진료를 받은 사람 – 진료비 전액
⑤ 사망한 사람 – 유족에 대한 일시보상금 및 장제비

해설 〈법71조: 예방접종 등에 따른 피해의 국가보상〉

160. 「감염병의 예방 및 관리에 관한 법률」상 예방접종 등에 따른 피해의 보상절 차 상 보상청구서에 피해에 관한 증명서류를 첨부하여 누구에게 보상신청서를 제출하는가?

① 보험공단
② 보건소장
③ 시 · 도지사 및 보건복지부장관
④ 보건소장 또는 시장 · 군수 · 구청장
⑤ 특별자치도지사 및 시장 · 군수 · 구청장

해설 〈법71조: 예방접종 등에 따른 피해의 국가보상, 영31조〉

161. 필수예방접종을 받은 사람이 예방접종으로 인한 피해를 보상받으려면 보상청구서를 누구에게 제출하여야 하는가?

① 보건소장
② 시 · 도지사
③ 질병관리청장
④ 보건복지부장관
⑤ 특별자치도지사 또는 시장 · 군수 · 구청장

해설 〈법71조: 예방접종 등에 따른 피해의 국가보상, 영31조〉

162. 고위험병원체의 반입 허가를 받지 아니하고 반입한 자의 처벌 규정은?

① 5년 이하의 징역 또는 5천만원 이하의 벌금
② 5년 이하의 징역 또는 1천만원 이하의 벌금
③ 3년 이하의 징역 또는 3천만원 이하의 벌금
④ 3년 이하의 징역 또는 1천만원 이하의 벌금
⑤ 2년 이하의 징역 또는 2천만원 이하의 벌금

해설 〈법77조: 벌칙〉

정답

159. ② 160. ⑤ 161. ⑤
162. ①

163. 아래 내용의 벌칙은?

> 가. 고위험병원체의 반입 허가를 받지 아니하고 반입한 자
> 나. 보유허가를 받지 아니하고 생물테러감염병병원체를 보유한 자
> 다. 의료 · 방역 물품을 수출하거나 국외로 반출한 자

① 1년 이하의 징역 또는 1천만원 이하의 벌금
② 1년 이하의 징역 또는 2천만원 이하의 벌금
③ 2년 이하의 징역 또는 2천만원 이하의 벌금
④ 3년 이하의 징역 또는 3천만원 이하의 벌금
⑤ 5년 이하의 징역 또는 5천만원 이하의 벌금

해설 〈법77조: 벌칙〉

164. 아래 내용의 벌칙은?

> 가. 고위험병원체 취급시설의 설치 · 운영하려는 자가 허가를 받지 아니하고 고위험병원체 취급시설을 설치 · 운영한 자
> 나. 변경허가를 받지 아니하고 고위험병원체 취급시설을 설치 · 운영한 자
> 다. 생물테러감염병병원체의 보유허가 등 허가받은 사항을 변경허가 받지 아니한 자
> 라. 업무상 알게 된 비밀을 누설하거나 업무목적 외의 용도로 사용한 자

① 1년 이하의 징역 또는 1천만원 이하의 벌금
② 1년 이하의 징역 또는 2천만원 이하의 벌금
③ 2년 이하의 징역 또는 2천만원 이하의 벌금
④ 3년 이하의 징역 또는 3천만원 이하의 벌금
⑤ 5년 이하의 징역 또는 5천만원 이하의 벌금

해설 〈법78조: 벌칙〉

165. 아래 내용의 벌칙은?

> 가. 역학조사에서 고의적으로 사실을 누락 · 은폐하는 행위
> 나. 역학조사에서 거짓으로 진술하거나 거짓 자료를 제출하는 행위
> 다. 고위험병원체의 분리, 분양 · 이동 및 이동 신고를 하지 아니하거나 거짓으로 신고한 자
> 라. 고위험병원체의 현장조사를 정당한 사유 없이 거부 · 방해 또는 기피한 자

① 1년 이하의 징역 또는 1천만원 이하의 벌금
② 1년 이하의 징역 또는 2천만원 이하의 벌금
③ 2년 이하의 징역 또는 2천만원 이하의 벌금
④ 3년 이하의 징역 또는 3천만원 이하의 벌금
⑤ 5년 이하의 징역 또는 5천만원 이하의 벌금

해설 〈법79조: 벌칙〉

정답

163. ⑤ 164. ④ 165. ③

166. 「감염병예방법」상 3년 이하의 징역 또는 3천만원 이하의 벌금에 해당하는 것은?

① 격리수용을 거절한 자
② 건강진단 등의 명령을 거절한 자
③ 미신요법으로 민심을 현혹시킨 자
④ 업무상 알게 된 다른 사람의 비밀을 누설한 자
⑤ 안전관리 점검을 거부, 방해 또는 기피한 자

해설 〈법78조: 벌칙〉

167. 고위험병원체에 대한 안전관리 점검을 거부, 방해 또는 기피한 자에 대한 벌칙은?

① 100만원 이하의 과태료
② 1천만원 이하의 과태료
③ 2년 이하의 징역 또는 1천만원 이하의 벌금
④ 2년 이하의 징역 또는 2천만원 이하의 벌금
⑤ 5년 이하의 징역 또는 5천만원 이하의 벌금

해설 〈법79조: 벌칙〉

168. 아래 내용의 벌칙은?

> 가. 신고를 하지 아니하고 고위험병원체 취급시설을 설치 · 운영한 자
> 나. 고위험병원체의 안전관리 점검을 거부 · 방해 또는 기피한 자
> 다. 고위험병원체 취급시설의 폐쇄명령 또는 운영정지명령을 위반한 자
> 라. 감염병 관련 업무 종료 시 지체 없이 파기하지 않고 보건복지부장관에게 통보를 위반한 자

① 1년 이하의 징역 또는 1천만원 이하의 벌금
② 1년 이하의 징역 또는 2천만원 이하의 벌금
③ 2년 이하의 징역 또는 2천만원 이하의 벌금
④ 3년 이하의 징역 또는 3천만원 이하의 벌금
⑤ 5년 이하의 징역 또는 5천만원 이하의 벌금

해설 〈법79조: 벌칙〉

정답

166. ④ 167. ④ 168. ③

169. 아래 내용의 벌칙은?

> 가. 고위험병원체를 취급 기준을 위반하여 고위험병원체를 취급한 자
> 나. 고위험병원체를 취급 해당하지 아니하는 사람에게 고위험병원체를 취급하게 한 자
> 다. 감염병환자등 및 감염병의심자의 위치정보 요청을 받은 위차정보사업자가 경찰관서의 장의 요청을 거부한 자

① 1년 이하의 징역 또는 1천만원 이하의 벌금
② 1년 이하의 징역 또는 2천만원 이하의 벌금
③ 2년 이하의 징역 또는 2천만원 이하의 벌금
④ 3년 이하의 징역 또는 3천만원 이하의 벌금
⑤ 5년 이하의 징역 또는 5천만원 이하의 벌금

해설 〈법79조의2: 벌칙〉

170. 아래 내용의 벌칙은?

> 가. 제1급감염병 및 보건복지부장 관이 고시한 감염병에 걸린 감염병환자가 입원치료를 받지 아니한 자
> 나. 감염병환자등을 수용하기 어려운 경우에는 감염병관리기관이 아닌 다른 의료기관에서 입원치료를 위반하여 입원 또는 치료를 거부한 자
> 다. 감염병환자등과 접촉하여 감염병이 감염되거나 전파될 우려가 있는 사람은 자가 또는 감염병관리시설에서 치료 받아야하나 위반하여 자가 또는 감염병관리시설에서 치료를 거부한 자
> 라. 감염병의심자를 적당한 장소에 일정한 기간 입원 또는 격리시키는 조치를 거부한 자

① 1년 이하의 징역 또는 1천만원 이하의 벌금
② 1년 이하의 징역 또는 2천만원 이하의 벌금
③ 2년 이하의 징역 또는 2천만원 이하의 벌금
④ 3년 이하의 징역 또는 3천만원 이하의 벌금
⑤ 5년 이하의 징역 또는 5천만원 이하의 벌금

해설 〈법79조의3: 벌칙〉

171. 아래 내용의 벌칙은?

> 가. 제1급감염병 및 제2급감염병에 대하여 보고 또는 신고 의무를 위반하거나 거짓으로 보고 또는 신고한 의사, 치과의사, 한의사, 군의관, 의료기관의 장 또는 감염병병원체 확인기관의 장
> 나. 제1급감염병 및 제2급감염병에 대하여 의사, 치과의사, 한의사, 군의관, 의료기관의 장 또는 감염병병원체 확인기관의 장의 보고 또는 신고를 방해한 자

① 200만원 이하의 벌금 ② 300만원 이하의 벌금
③ 400만원 이하의 벌금 ④ 500만원 이하의 벌금
⑤ 1,000만원 이하의 과태료

해설 〈법79조의4: 벌칙〉

정답

169. ② 170. ① 171. ④

172. 아래 내용의 벌칙은?

> 가. 1급감염병 환자로 의심되는 자가 감염병병원체 검사를 거부한 자
> 나. 감염관리기관의 장 등 감염병관리시설을 설치하지 아니한 자
> 다. 기준과 방법에 따라 소독하지 아니한 자
> 라. 일반인과 접촉하는 일이 많은 직업에 종사한 자 또는 감염병환자등을 그러한 직업에 고용한 자

① 200만원 이하의 벌금
② 300만원 이하의 벌금
③ 400만원 이하의 벌금
④ 500만원 이하의 벌금
⑤ 1,000만원 이하의 과태료

해설 〈법80조: 벌칙〉

173. 업무종사의 일시제한 규정을 위반하여 일반인과 접촉하는 일이 많은 직업에 종사한 자에 대한 처벌규정은?

① 1년 이하의 징역
② 1,000만원 이하의 벌금
③ 300만원 이하의 벌금
④ 200만원 이하의 벌금
⑤ 100만원 이하의 과태료

해설 〈법80조: 벌칙〉

174. 「감염병예방법」에서 200만원 이하의 벌금에 해당되지 않는 것은?

① 격리수용소를 탈출한 자
② 역학조사를 거부 · 방해한 자
③ 예방접종증명서를 거짓으로 발급한 자
④ 성매개감염병에 관한 건강진단을 받지 아니하고 영업에 종사하게 한 자
⑤ 감염병 환자의 보고를 게을리하거나 허위의 신고를 한 의사, 한의사

해설 〈법81조: 벌칙〉

정답

172. ② 173. ③ 174. ①

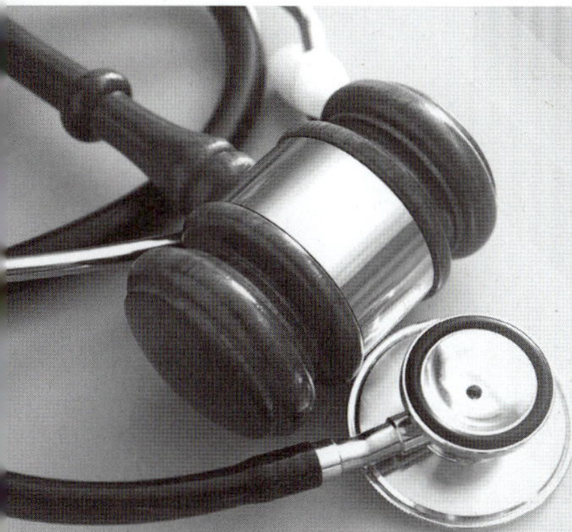

04

지역보건법

지역보건법

예상문제

01. 지역보건법의 시행령을 제정하는 것은?

① 대통령령
② 보건복지부령
③ 국무총리령
④ 조례
⑤ 시행규칙

해설 시행령은 대통령령으로 제정, 시행규칙은 보건복지부령으로 제정

02. 지역보건법의 목적에 포함하지 않는 것은?

① 보건소등 지역보건의료기관의 설치 · 운영
② 보건의료 관련기관 · 단체와의 연계 · 협력
③ 국민 의료보건 향상 증진을 추진
④ 지역보건 의료정책을 효율적으로 추진
⑤ 지역보건의료기관의 기능을 효과적으로 수행하는 데 필요한 사항을 규정

해설 〈법1조: 목적〉

03. 지역보건의료기관으로 옳지 않은 것은?

① 보건의료원
② 보건지소
③ 보건소
④ 지방의료원
⑤ 건강생활지원센터

해설 〈법2조: 정의〉

04. 지역주민의 건강을 증진하고 질병을 예방 · 관리하기 위하여 설치 · 운영하는 보건소, 보건의료원, 보건지소 및 건강생활지원센터의 정의는?

① 지역보건의료서비스
② 지역보건의료기관
③ 보건의료 관련기관 · 단체
④ 국가와 지방단체 서비스
⑤ 시 · 도 보건시책 서비스

해설 〈법2조: 정의〉 지역보건의료기관: 보건소, 보건의료원, 보건지소, 건강생활지원센터

05. 지역보건의료서비스에 포함된 활동내용이 아닌 것은?

① 지역주민의 건강을 증진
② 질병을 예방 · 관리
③ 지역보건의료기관이 직접 제공
④ 보건의료 관련기관 · 단체를 통하여 제공
⑤ 임상 의료인이 행하는 모든 활동

해설 〈법2조: 정의〉

정답

01. ① 02. ③ 03. ④
04. ② 05. ⑤

06. 지역사회 내에서 공중(公衆) 또는 특정 다수인을 위하여 지역보건의료서비스를 제공하는 의료기관, 약국, 보건의료인 단체는?

① 보건의료 관련기관 · 단체
② 국가 및 지방의료관련기관 · 단체
③ 지역사회 임상의료 관련기관 · 단체
④ 지역 및 중앙부처 보건의료 관련기관 · 단체
⑤ 지방자치 보건의료 관련기관

해설 〈법2조: 정의〉

07. 국가와 지방자치단체의 책무에 포함하지 않는 것은?

① 지역보건의료에 관한 조사 · 연구
② 정보의 수집 · 관리 · 활용 · 보호,
③ 인력의 양성 · 확보
④ 지역주민의 질병을 예방 · 관리
⑤ 인력의 자질 향싱

해설 〈법3조: 국가와 지방자치단체의 책무〉

08. 국가와 지방지치단체는 지역주민의 건강 상태 및 건강 문제의 원인 등을 파악하기 위하여 몇 년 마다 지역사회 건강실태조사를 실시하는가?

① 1년 ② 2년 ③ 3년
④ 4년 ⑤ 5년

해설 〈법4조: 지역사회 건강실태 조사〉

09. 지역사회 건강실태조사의 방법, 내용 등에 관하여 필요한 사항을 정하는 기준은?

① 국무총리령 ② 보건의료관련기관 · 단체 조례
③ 대통령령 ④ 지방자치단체 조례
⑤ 보건복지부장관령

해설 〈법4조: 지역사회 건강실태 조사〉

10. 지역사회 건강실태조사의 내용에 포함하지 않는 것은?

① 건강검진 및 예방접종 등 질병 예방에 관한 사항
② 질병 및 보건의료서비스 이용 실태에 관한 사항
③ 흡연, 음주 등 건강 관련 생활습관에 관한 사항
④ 사고 및 중독에 관한 사항
⑤ 행동의 제한 및 생활보장에 관한 사항

해설 〈법4조: 지역사회 건강실태 조사〉

정답

06. ① 07. ④ 08. ①
09. ③ 10. ⑤

11. 지역보건의료기관의 기능을 수행하는 데 필요한 기록 · 관리 업무의 전자화를 위하여 지역보건의료정보시스템을 구축 · 운영할 수 있는 자는?

① 대통령 ② 보건복지부장관
③ 국무총리 ④ 특별자치 광역단체장
⑤ 시장 · 군수 · 구청장

해설 〈법5조: 자료 또는 정보의 처리 및 이용 등〉

12. 지역보건의료기관 설치 · 운영 현황을 작성하여 다음해 3월 31일까지 시 · 도지사를 거쳐 보건복지부장관에게 보고하여야 하는 자는?

① 특별자치 도지사 ② 보건소장
③ 질병관리청장 ④ 시장 · 군수 · 구청장
⑤ 특별자치시장

해설 〈법5조: 자료 또는 정보의 처리 및 이용 등〉

13. 지역보건의료심의위원회의 위원장위원장이 될 수 있는 자는?

① 지방자치단체의 단체장 ② 지방자치단체의 부단체장
③ 지역주민대표 ④ 보건소장
⑤ 보건복지부의 사무관

해설 〈법6조: 지역보건의료심의위원회〉

14. 지역보건의료심의위원회를 둘 수 있는 곳이 아닌 것은?

① 특별자치도 ② 특별시 ③ 광역시
④ 시, 군, 구 ⑤ 보건복지부

해설 〈법6조: 지역보건의료심의위원회〉

15. 지역보건의료심의위원회의 심의 사항이 아닌 것은?

① 지역보건의료의 실태조사에 관한 사항
② 지역사회 건강실태조사등에 관한 사항
③ 지역보건의료계획 및 연차별 시행계획의 수립 · 시행에 관한 사항
④ 지역보건의료시책의 예산을 위한 사항
⑤ 보건의료 관련기관 · 단체, 학교, 직장 등과의 협력이 필요한 사항

해설 〈법6조: 지역보건의료심의위원회〉

정답

11. ② 12. ④ 13. ②
14. ⑤ 15. ④

16. 지역보건의료심의위원회의 구성 위원으로 위촉될 수 없는 자는?

① 지역주민 대표
② 학교보건 관계자
③ 산업안전 · 보건 관계자
④ 보건의료 관련기관 · 단체의 임직원
⑤ 보건의료에 관한 학식과 경험이 풍부한 자

해설 〈법6조: 지역보건의료심의위원회〉

17. 지역보건의료심의위원회의 구성은?

① 위원장 1명을 포함한 7인 이내
② 위원장 1명을 포함한 10인 이내
③ 위원장 1명을 포함한 15인 이내
④ 위원장 1명을 포함한 20인 이내
⑤ 지방자치단체장이 필요하다고 인정한 범위 내

해설 〈법6조: 지역보건의료심의위원회〉

18. 지역보건법에 의한 지역보건의료계획의 내용에 포함되지 않은 것은?

① 보건의료수요 측정
② 지역보건의료서비스 의료업무 감독 및 평가
③ 인력, 조직, 재정 등 보건의료자원의 조달 및 관리
④ 지역보건의료서비스에 관한 장 · 단기 공급대책
⑤ 지역보건의료에 관련된 통계의 수집 및 정리

해설 〈법7조: 지역보건의료계획의 수립 등〉

19. 지역보건의료계획의 수립 등에 포함하지 않는 내용은?

① 지역보건의료서비스에 관한 장기 · 단기 공급대책
② 지역보건의료에 관련된 통계의 수집 및 정리
③ 인력, 조직, 재정 등 보건의료자원의 조달과 관리
④ 응급실 및 의료인력 정책에 관한 대책
⑤ 지역보건의료서비스의 제공을 위한 전달체계 구성 방안

해설 〈법7조: 지역보건의료계획의 수립 등〉

20. 지역보건의료계획에 따라 연차별 시행계획을 수립해야 하는 자는?

① 보건복지부장관
② 시 · 도지사 또는 시장 · 군수 · 구청장
③ 지역주민대표
④ 보건소장
⑤ 특별자치시장 · 특별자치도지사

해설 〈법7조: 지역보건의료계획의 수립 등〉

정답

16. ⑤ 17. ④ 18. ②
19. ④ 20. ②

21. 지역보건의료계획의 세부 내용, 수립 방법 · 시기 등에 관하여 필요한 사항은 무엇으로 정하는가?

① 국무총리령 ② 보건복지부장관령
③ 대통령령 ④ 특별자치 광역단체장령
⑤ 지방자치단체 조례

해설 〈법7조: 지역보건의료계획의 수립 등〉

22. 시장 · 군수 · 구청장(구청장은 자치구의 구청장)이 수립하는 지역보건의료계획의 세부 내용에 포함되지 않은 내용은?

① 의료기관의 병상의 수요, 공급
② 지역보건의료계획의 달성목표
③ 보건소의 기능 및 업무의 추진계획과 추진현황
④ 지역보건의료기관과 보건의료 관련기관 · 단체 간의 기능 분담 및 발전 방향
⑤ 지역현황과 전망

해설 〈영4조: 지역보건의료계획의 세부내용 등〉

23. 특별시장, 광역시장, 도지사 및 특별자치시장 · 특별자치 도지사의 지역보건의료계획의 세부 내용에 포함되지 않는 내용은?

① 지역현황과 전망
② 지역보건의료계획의 달성목표
③ 의료기관의 병상수급에 관한 사항
④ 시 · 군 · 구의 지역보건의료기관 인력의 교육훈련
⑤ 시장 · 군수 · 구청장이 지역보건의료계획을 수립함에 있어서 필요하다고 인정하는 사항

해설 〈영4조: 지역보건의료계획의 세부내용 등〉

24. 시 · 도지사 또는 시장 · 군수 · 구청장은 지역의료계획을 수립한 경우 홈페이지 등에 지역주민의 의견을 수렴하기 위하여 그 주요내용을 얼마 이상 공고하여야 하는가?

① 5일 이상 ② 1주일 이상
③ 2주일 이상 ④ 3주일 이상
⑤ 1개월 이상

해설 〈영5조: 지역보건의료계획의 수립 방법 등〉

정답

21. ③ 22. ① 23. ⑤
24. ③

25. 지역보건의료계획은 몇 년마다 수립하는가?

① 1년　② 2년　③ 3년
④ 4년　⑤ 5년

해설 〈법7조: 지역보건의료계획의 수립 등〉

26. 지역보건의료계획의 제출시기는?

① 시장 · 군수 · 구청장은 계획 시행연도 1월 31일까지 시 · 도지사에게 제출
② 시 · 도지사(특별자치시장 · 특별자치도지사를 포함)는 계획 시행연도 1월 말일 까지 보건복지부장관에게 제출
③ 시 · 군 · 구의 지역보건의료계획은 시행 전년도 6월까지 제출
④ 시 · 도의 지역보건의료계획은 시행 전년도 11월말까지 제출
⑤ 시 · 군 · 구의 연차별 시행계획은 시행전년도 2월말까지 제출

해설 〈영6조: 지역보건의료계획의 제출 시기〉

27. 지역보건의료계획의 내용에 관하여 조정 권고가 필요한 경우에 해당하는 경우는?

① 지역보건의료 계획의 내용이 관계 법령에 위반된 경우
② 지역보건의료계획의 내용이 시 · 군 · 구의 보건의료시책에 부합되지 아니한 경우
③ 지방자치단체의 생활권역과 행정구역이 상이함에도 불구하고 국가에서 이를 고려하지 아니한 경우
④ 3개 이상의 지방자치단체에 걸친 광역보건의료행정에 대하여 당해지방자치단체에서 이를 고려하지 아니한 경우
⑤ 지방자치단체간 의료기관의 수가 현저한 불균형이 있는 경우

해설 〈규칙2조: 지역보건의료계획의 조정 권고〉

28. 지역보건의료계획의 조정 권고를 하는 경우에 해당 지방자치단체의 장에게 관련 자료의 제출을 요구할 수 있는 자는?

① 특별자치 도지사
② 보건소장
③ 보건복지부장관 또는 특별시장 · 광역시장 · 도지사
④ 시장 · 군수 · 구청장
⑤ 특별자치시장

해설 〈규칙2조: 지역보건의료계획의 조정 권고〉

정답

25. ④　26. ①　27. ①
28. ③

29. 지역보건의료계획의 시행자는?

① 질병관리청장
② 행정안전부장관
③ 대통령령
④ 보건복지부장관
⑤ 시 · 도지사 또는 시장 · 군수 · 구청장

해설 〈법8조: 지역보건의료계획의 시행〉

30. 특별자치시 · 특별자치도 또는 시 · 도의 지역보건의료계획의 시행결과를 평가하는 자는?

① 시장 · 군수 · 구청장
② 보건복지부장관
③ 관할보건소장
④ 지역보건의료심의위원회
⑤ 시 · 도지사

해설 〈법9조: 지역보건의료계획의 시행결과의 평가〉

31. 시 · 군 · 구의 지역보건의료계획의 시행 결과를 평가하는 자는?

① 시장 · 군수 · 구청장
② 보건복지부장관
③ 관할보건소장
④ 시 · 도지사
⑤ 지역보건의료심의위원회

해설 〈법9조: 지역보건의료계획의 시행결과의 평가〉

32. 「지역보건법」상 보건소의 설치에 관한 설명으로 옳지 않은 것은?

① 시 · 군 · 구별로 1개소씩으로 한다.
② 동일한 시 · 군 · 구에 2개 이상의 보건소를 추가로 설치할 수 없다.
③ 대통령령으로 정하는 기준에 따라 해당 지방자치단체의 조례로 정한다.
④ 보건소를 추가로 설치할 수 있는 경우는 해당 시 · 군 · 구의 인구가 30만명을 초과하는 경우이다.
⑤ 추가로 보건소를 설치하고자 하는 때에는 해당 지방자치단체의 장은 보건복지부장관과 미리 협의하여한다.

해설 〈법10조: 보건소 설치〉

33. 보건소의 설치에 관한 법은?

① 의료법
② 지역보건법
③ 혈액관리법
④ 의료기사 등에 관한 법률
⑤ 감염병의 예방 및 관리에 관한 법률

해설 〈법10조: 보건소 설치〉

정답

29. ⑤ 30. ② 31. ④
32. ② 33. ②

34. 보건소의 설치는 무엇으로 정하는가?

① 시 · 군 · 구에 대통령령으로 정하는 기준에 따라 해당 지방자치 단체의 조례
② 법률이 정하는 기준에 따라 당해 지방자치단체의 조례
③ 시, 도에 대통령이 정하는 기준에 따라 해당 지방자치 단체의 조례
④ 행정안전부장관이 정하는 기준에 따라 해당 지방자치 단체의 조례
⑤ 보건복지부장관이 정하는 기준에 따라 당해 지방자치단체의 조례

해설 〈법10조: 보건소 설치〉

35. 보건소가 설치되어 있는 지역단위는?

① 특별시 · 광역시별로 1개씩
② 시 · 도별로 1개씩
③ 시 · 읍 · 면별로 1개씩
④ 시 · 군 · 구별로 1개씩
⑤ 구 · 읍별로 1개씩

해설 〈법10조: 보건소 설치〉

36. 보건소에 관한 설명으로 옳은 것은?

① 보건소는 보건교육, 감염병 치료 등의 업무를 수행한다.
② 수 개의 보건소를 통합하여 1개의 통합보건소를 설치 운영할 수 있다.
③ 보건소는 보건복지부령으로 정하는 기준에 따라 시 · 군 · 구별로 1개씩 설치한다.
④ 보건소 중 병원의 요건을 갖춘 보건소는 보건지소라는 명칭을 사용할 수 있다.
⑤ 보건소를 추가로 설치하려는 경우 해당 지방자치단체의 장은 보건복지부장관과 미리 협의하여야 한다.

해설 〈법10조: 보건소 설치〉

37. 보건소를 추가 설치하고자 할 때 해당 지방자치단체의 장은 미리 누구와 의논하여야 하는가?

① 시 · 도지사
② 보건복지부장관
③ 시 · 군 · 구청장
④ 국립의료원장
⑤ 질병관리청장

해설 〈영8조: 보건소의 추가 설치〉

정답

34. ① 35. ④ 36. ⑤
37. ②

38. 「지역보건법」상 보건소에 관한 설명으로 옳은 것은?

① 보건등 직렬의 공무원을 보건소장으로 임용할 수 없다.
② 수 개의 보건소를 통합하여 1개의 통합보건소를 설치 운영할 수 있다.
③ 보건소는 보건복지부령으로 정하는 기준에 따라 시 · 군 · 구에 1개씩 설치한다.
④ 보건소 중 병상의 요건을 갖춘 보건소는 보건의료원의 명칭을 사용할 수 있다.
⑤ 보건소는 영양관리사업 및 보건교육, 감염병의 예방 및 관리 등의 업무를 수행한다.

해설 〈법10조: 보건소의 설치〉

39. 「지역보건법」상 지역주민의 보건의료를 위하여 특별히 필요하다고 인정되는 경우에는 대통령령으로 정하는 기준에 따라 해당 지방자치단체의 조례로 보건소를 추가로 설치할 수 있는 인구의 기준은?

① 해당 시 · 군 · 구의 인구가 20만명을 초과
② 해당 읍 · 면 · 동의 인구가 20만명을 초과
③ 해당 시 · 군 · 구의 인구가 30만명을 초과
④ 해당 읍 · 면 · 동의 인구가 30만명을 초과
⑤ 해당 시 · 군 · 구의 인구가 50만명을 초과

해설 〈법10조: 보건소의 설치〉

40. 「지역보건법」 상 지역보건의료계획의 설치 및 운영에 관한 설명으로 옳지 않은 것은?

① 지역주민의 건강을 증진하고 질병을 예방 · 관리하기 위하여 시 · 군 · 구에 1개소의 보건소(보건의료원을 포함한다)를 설치한다.
② 행정안전부장관은 지역보건의료기관의 조직 기준을 정하는 경우에 미리 보건복지부장관과 협의하여야 한다.
③ 인구가 30만 명을 초과하는 등 지역주민의 보건의료를 위하여 특별히 필요하다고 인정되는 경우에는 보건소을 추가로 설치할 수 있다.
④ 지방자치단체는 보건소의 업무수행을 위하여 필요하다고 인정하는 경우에는 대통령령으로 정하는 기준에 따라 해당 지방자치단체의 조례로 보건지소를 설치할 수 있다.
⑤ 보건소를 추가로 설치하려는 경우에는 「지방자치법 시행령」에 따라 해당 지방자치단체의 장은 행정안전부장관과 미리 협의해야 한다.

해설 〈법10조: 보건소의 설치, 제12조, 제13조, 제15조 〉

정답

38. ⑤ 39. ③ 40. ⑤

41. 보건소의 기능 및 업무 중 지역주민의 건강증진 및 질병예방 · 관리를 위한 지역보건의료서비스 내용 사항이 아닌 것은?

① 난임의 예방 및 관리
② 감염병의 예방 및 관리
③ 환경위생 및 학교보건교육
④ 여성 · 노인 · 장애인의 건강유지 · 증진
⑤ 국민건강증진 · 구강건강 · 영양관리사업 및 보건교육

해설 〈법11조: 보건소의 기능 및 업무〉

42. 보건소의 기능 및 업무 중 지역주민의 건강증진 및 질병예방 · 관리를 위한 지역보건의료서비스의 제공이 아닌 것은?

① 난임의 예방 및 관리
② 감염병의 예방 및 관리
③ 영양관리사업 및 보건교육
④ 의료 및 환경위생에 관한 사항
⑤ 정신건강증진 및 생명존중에 관한 사항

해설 〈법11조: 보건소의 기능 및 업무〉

43. 「지역보건법」상 보건복지부장관이 지정하여 고시하는 의료취약지의 보건소에서 대통령령으로 정하는 업무는?

① 난임의 예방 및 관리 업무
② 난임시술 주사제 투약에 관한 지원 및 정보 제공 업무
③ 응급의료에 관한 업무
④ 건강검진 및 만성질환 등의 질병관리 업무
⑤ 모성과 영유아의 건강유지 · 증진 업무

해설 〈법11조: 보건소의 기능 및 업무〉

44. 「지역보건법」상 보건소의 기능 및 업무가 아닌 것은?

① 정신건강증진 및 생명존중에 관한 사항
② 산업재해 예방 및 근로환경 개선사업
③ 모성과 영유아의 건강유지 · 증진
④ 여성 · 노인 · 장애인 등 보건의료 취약계층의 건강유지 · 증진
⑤ 보건의료 관련기관 · 단체, 학교, 직장 등과의 협력체계 구축

해설 〈법11조: 보건소의 기능 및 업무〉 산업재해 예방 및 근로환경 개선사업은 보건소의 기능 및 업무가 아니다.

정답

41. ③ 42. ④ 43. ①
44. ②

45. 보건소 기능 및 업무 등에 관하여 필요한 세부 사항은 무엇으로 정하는가?

① 국무총리령 ② 보건복지부장관령
③ 대통령령 ④ 특별자치 광역단체장령
⑤ 지방자치단체 조례

해설 〈법11조: 보건소의 기능 및 업무〉

46. 보건소의 기능사항이 아닌 것은?

① 건강 친화적인 지역사회 여건의 조성
② 지역보건의료정책의 기획, 조사 · 연구 및 평가
③ 보건의료기관 등에 대한 지도 · 관리 · 육성과 국민보건 향 상을 위한 지도 · 관리
④ 보건의료 관련기관 · 단체, 학교, 직장 등과의 협력체계 구축
⑤ 지역주민의 건강검진 및 질병치료를 위한 지역보건의료서비스의 제공

해설 〈법11조: 보건소의 기능 및 업무〉

47. 보건소의 업무 중 지역보건의료서비스의 제공 업무로서 타당하지 않은 것은?

① 국민건강증진 · 구강건강 · 영양관리사업 및 보건교육
② 정신건강증진 및 생명존중에 관한 사항
③ 감염병의 치료 및 환경위생 관리
④ 모성과 영유아의 건강유지 · 증진
⑤ 여성 · 노인 · 장애인 등 보건의료 취약계층의 건강유지 · 증진

해설 〈법11조: 보건소의 기능 및 업무〉

48. 보건소 업무가 아닌 것은?

① 감염병의 예방 및 관리 ② 공중위생 및 산업보건업무
③ 응급의료에 관한 사항 ④ 구강건강 및 영양관리사업
⑤ 모성과 영유아의 건강검진

해설 〈법11조: 보건소의 기능 및 업무〉

49. 다음 중 보건소의 업무가 아닌 것은?

① 건강검진 ② 모자보건
③ 주민진료 ④ 학교보건
⑤ 정신건강 증진

해설 〈법11조: 보건소의 기능 및 업무〉

정답

45. ③ 46. ⑤ 47. ③
48. ② 49. ④

50. 보건소의 기능 및 업무가 아닌 것은?

① 난임의 예방 및 관리
② 의료인의 의료기술 지도
③ 의료기관의 업무 개시 명령
④ 건강 친화적인 지역사회 여건의 조성
⑤ 지역보건의료정책의 기획, 조사 · 연구 및 평가

해설 〈법11조: 보건소의 기능 및 업무, 규칙 별표1〉

51. 보건소의 업무의 세부사항 중 보건의료기관 등에 대한 지도 · 관리 · 육성과 국민보건 향상을 위한 지도 · 관리의 세부사항에 포함 되지 않은 것은?

① 의료인 및 의료기관에 대한 지도 등에 관한 사항
② 의료기사 · 보건의료정보관리사 및 안경사에 대한 지도 등에 관한 사항
③ 보건에 관한 실험 또는 검사에 관한 사항
④ 응급의료에 관한 사항
⑤ 공중위생 및 식품위생에 관한 사항

해설 〈영9조: 보건소의 기능 및 업무의 세부사항〉

52. 보건소의 업무 위탁 및 대행을 보건의료 관련기관 · 단체에 위탁할 수 있는 자는?

① 질병관리청장
② 보건복지부장관
③ 특별자치시장, 도지사
④ 국립의료원장
⑤ 시 · 도지사 또는 시장 · 군수 · 구청장

해설 〈영23조: 업무 위탁 및 대행〉

53. 「지역보건법」상 의료법에 따른 보건의료원은 무엇인가?

① 병상의 요건을 갖춘 보건소
② 병원의 요건을 갖춘 보건소
③ 의원의 요건을 갖춘 보건소
④ 요양병상의 요건을 갖춘 보건소
⑤ 상급종합병원의 요건을 갖춘 보건소

해설 〈법12조: 보건의료원〉 보건소 중 「의료법」 따른 병원의 요건을 갖춘 보건소는 보건의료원이라는 명칭을 사용.

54. 보건소 중 병원의 요건을 갖춘 보건소가 사용할 수 있는 명칭으로 옳은 것은?

① 보건의원
② 보건병원
③ 보건진료원
④ 보건종합병원
⑤ 보건의료원

해설 〈법12조: 보건의료원〉

정답

50. ② 51. ③ 52. ⑤
53. ② 54. ⑤

55. 보건지소 설치지역에 해당하는 것은?

① 특별시 ② 광역시
③ 시 ④ 군
⑤ 읍 · 면

해설 〈법13조: 보건지소의 설치〉

56. 보건지소의 설치 기준으로 옳은 것은?

① 읍단위 이상 지역 단위별로 1개소
② 보건소가 설치된 읍 · 면을 제외한 읍 · 면 단위별로 1개소
③ 도지사가 지역주민의 보건의료를 위하여 필요하다고 인정되는 지역에 1개소
④ 지역 인구수가 10만명을 기준으로 1개소
⑤ 지역 인구수가 5만명을 기준으로 1개소

해설 〈영10조: 보건지소의 설치〉

57. 「지역보건법」상 지방자치단체의 조례로 만성질환 예방 및 건강한 생활 습관 형성을 지원하기 위하여 읍 · 면 · 동에 설치할 수 있는 지역보건의료기관은?

① 보건소 ② 보건지소
③ 보건진료소 ④ 보건의료원
⑤ 건강생활지원센터

해설 〈법14조: 건강생활지원센터의 설치〉

58. 「지역보건법」상 건강생활지원센터장으로 임명 될 수 없는 자는?

① 의사 ② 의료인
③ 의료기사 ④ 환경등 직렬의 공무원
⑤ 보건등 직렬의 공무원

해설 〈법14조: 건강생활지원센터의 설치, 영15조〉 보건등 직렬의 공무원 또는 「보건의료기본법」에 따른 보건의료인을 건강생활지원센터장으로 임용한다.

59. 건강생활지원센터의 설치 기준으로 옳은 것은?

① 시 · 군 · 구별로 1개씩
② 동 마다 1개씩 설치.
③ 시, 도 마다 1개씩 설치
④ 읍 · 면 · 동 마다 1개씩 설치
⑤ 구 · 읍별로 1개씩

해설 〈법14조: 건강생활지원센터의 설치〉

정답

55. ⑤ 56. ② 57. ⑤
58. ④ 59. ④

60. 건강생활지원센터의 설치는?

① 시, 도에 대통령이 정하는 기준에 따라 해당 지방자치 단체의 조례
② 법률이 정하는 기준에 따라 당해 지방자치단체의 조례
③ 대통령령으로 정하는 기준에 따라 해당 지방자치 단체의 조례
④ 행정안전부장관이 정하는 기준에 따라 해당 지방자치 단체의 조례
⑤ 보건복지부장관이 정하는 기준에 따라 당해 지방자치단체의 조례

해설 〈법14조: 건강생활지원센터의 설치〉

61. 지역보건의료기관의 조직은 ( )으로 정하는 사항 외에는 지방자치법 제112조에 따른다. ( ) 안에 알맞은 말은?

① 법률 ② 보건복지부장관
③ 보건복지부령 ④ 대통령령
⑤ 보건소장

해설 〈영12조: 지역보건의료기관의 조직 기준〉

62. 「지역보건법」상 보건지소장의 자격은?

① 의사
② 의료인
③ 지방별정직 공무원
④ 보건 직렬의 공무원
⑤ 지방의무직공무원 또는 임기제공무원

해설 〈법15조: 지역보건의료기관의 조직〉

63. 인천광역시 남구 보건소장은 누구의 지휘 · 감독을 받는가?

① 남구구청장 ② 행정안전부장관
③ 인천광역시장 ④ 보건복지부장관
⑤ 자치단체장과 행정안전부장관

해설 〈법15조: 지역보건의료기관의 조직, 영13조〉

64. 지역보건의료기관의 조직 기준을 정할 때 ( )은 미리 보건복지부장관과 협의하여야 한다. ( ) 안에 알맞은 말은?

① 보건소장 ② 대통령
③ 시장 · 군수 · 구청장 ④ 보건지소장
⑤ 행정안전부장관

해설 〈법15조: 지역보건의료기관의 조직〉

정답

60. ③ 61. ④ 62. ⑤
63. ① 64. ⑤

65. 「지역보건법」상 지역보건의료기관의 조직의 설명 중 옳지 <u>않은</u> 것은?

① 대통령령으로 정하는 사항 외에는 「지방자치법」에 따른다.
② 보건복지부장관은 지역보건의료기관의 조직 기준을 정하는 경우에 미리 행정안전부장관과 협의하여야 한다.
③ 지역보건의료기관의 기능과 업무량이 변경될 경우에는 그에 따라 지역보건의료기관의 조직과 정원도 조정하여야 한다.
④ 행정안전부장관은 지역보건의료기관의 조직 기준을 정하는 경우에 미리 보건복지부장관과 협의하여야 한다.
⑤ 행정안전부장관은 지역보건의료기관의 조직 기준을 정하는 경우에 해당 시 · 군 · 구의 인구 규모, 지역 특성, 보건 의료 수요 등을 고려하여야 하고, 다른 지방자치단체와의 균형을 유지하도록 합리적으로 정하여야 한다.

해설 〈법15조: 지역보건의료기관의 조직〉

66. 지역보건법에 의한 보건소장의 설명으로 옳은 것은?

① 보건소장은 시장 · 군수 · 구청장의 지휘 · 감독을 받아 소속 공무원을 지휘 · 감독한다.
② 반드시 의사면허 소지자 중 임명한다.
③ 보건소에 보건소장은 1인을 두되 필요시 더 임용할 수 있다.
④ 보건복지부장관의 지휘 · 감독을 받아 보건소 업무를 관장한다.
⑤ 보건소장의 임용은 시 · 도지사가 한다.

해설 〈영13조: 보건소장〉

67. 의사면허를 가진 자가 없을 때 보건소 소장으로 임용될 수 있는 자는?

① 전문직 공무원
② 보건등 직렬의 공무원
③ 한의사 면허를 가진 자
④ 간호사 면허를 가진 자
⑤ 임상병리사 면허를 가진 자

해설 〈영13조: 보건소장〉

68. 보건등 직렬의 공무원을 보건소장으로 임용 할 때 보건등의 업무와 근무한 경험이 있는 사람 중에서 몇 년간 경험이 있어야 하는가?

① 1년 이상 ② 2년 이상 ③ 3년 이상
④ 4년 이상 ⑤ 5년 이상

해설 〈영13조: 보건소장〉

정답

65. ② 66. ① 67. ② 68. ⑤

69. 보건소장의 설명으로 옳지 않은 것은?

① 보건소의 업무를 관장한다.
② 소속 공무원을 지휘 · 감독한다.
③ 건강생활지원센터 업무에 대하여 지도 · 감독한다.
④ 보건의료원 직원 및 업무에 대하여 지도 · 감독한다.
⑤ 시장 · 군수 · 구청장의 지휘 · 감독을 받는다.

해설 〈영13조: 보건소장〉

70. 보건지소장의 설명으로 옳지 않은 것은?

① 보건지소에 보건지소장 1명을 둔다.
② 지방의무직공무원을 보건지소장으로 임용한다.
③ 임기제공무원을 보건지소장으로 임용한다.
④ 보건진료소의 직원 및 업무에 대하여 지도 · 감독한다
⑤ 보건지소장은 시 · 도지사의 지휘 · 감독을 받아 보건지소의 업무를 관장한다.

해설 〈영14조: 보건지소장〉

71. 건강생활지원센터장은 누구의 지휘 · 감독을 받는가?

① 보건복지부장관
② 보건소장
③ 시장 · 군수 · 구청장
④ 행정안전부장관
⑤ 읍 · 면장

해설 〈영14조: 보건지소장〉

72. 보건소에 두어야 하는 전문인력의 배치기준에 없는 종별은?

① 한의사
② 간호사
③ 임상병리사
④ 환경관리기사
⑤ 위생사

해설 〈규칙4조: 전문인력의 배치, 규칙 별표2〉

73. 보건소장으로 임명할 지방공무원 임용직렬의 공무원의 직군이 아닌 것은?

① 보건
② 의료기술
③ 의무
④ 식품위생
⑤ 산업보건

해설 〈영13조: 보건소장〉

정답

69. ④ 70. ⑤ 71. ②
72. ④ 73. ⑤

74. 의사의 자격을 가진 자 중에서 보건소장으로 임명할 수 있는 임명권자는?

① 행정안전부장관
② 보건복지부장관
③ 시 · 도지사
④ 시장 · 군수 · 구청장
⑤ 대통령

해설 〈영13조: 보건소장〉

75. 보건지소장의 지휘, 감독권자는?

① 시장 · 군수 · 구청장
② 보건소장
③ 시 · 도지사
④ 보건복지부장관
⑤ 대통령

해설 〈영13조: 보건소장〉

76. 지역보건의료기관에는 기관의 장과 해당 기관의 기능을 수행하는 데 필요한 면허 · 자격 또는 전문지식을 가진 전문 인력의 면허 또는 자격의 종류에 따른 최소 배치 기준을 정하는 것은?

① 대통령령
② 국무총리령
③ 행정안전부령
④ 보건복지부령
⑤ 지방자치단체의 조례

해설 〈법16조: 전문인력의 적정배치 등〉

77. 보건복지부장관이 시 · 도지사에게 전문인력의 적절한 배치 및 운영을 위한 전문인력의 교류를 권고할 수 있는 사항은?

> 가. 전문인력의 연고지 배치를 위하여 필요한 경우
> 나. 전문인력의 균형 있는 배치를 위하여 교류하는 경우
> 다. 보건소 간의 협조를 위하여 인접 보건소 간에 교류하는 경우
> 라. 전문인력의 결원 보충을 위한 예산절감 및 구조조정의 경우

① 가, 나, 다
② 가, 다
③ 나, 라
④ 라
⑤ 가, 나, 다, 라

해설 〈법16조: 전문인력의 적정배치 등, 규칙6조: 전문인력의 교류 권고〉

78. 지역보건의료기관 간에 전문인력의 교류를 할 수 있는 자는?

① 시 · 도지사
② 보건소장
③ 시장 · 군수 · 구청장
④ 보건복지부장관
⑤ 국무총리

해설 〈법16조: 전문인력의 적정배치 등〉

정답

74. ④ 75. ② 76. ④
77. ① 78. ①

79. 지역보건의료기관의 전문인력의 자질 향상을 위하여 필요한 교육훈련을 시행할 수 있는 자는?

① 질병관리청장 ② 보건소장
③ 시장 · 군수 · 구청장 ④ 보건복지부장관과 시 · 도지사
⑤ 국무총리

해설 〈법16조: 전문인력의 적정배치 등〉

80. 지역보건의료기관의 전문인력의 배치 및 운영 실태를 조사할 수 있으며, 그 배치 및 운영이 부적절하다고 판단될 때에는 그 시정을 위하여 시 · 도지사 또는 시장 · 군수 · 구청장에게 권고할 수 있는 자는?

① 보건소장 ② 보건복지부장관
③ 시장 · 군수 · 구청장 ④ 시 · 도지사
⑤ 국무총리

해설 〈법16조: 전문인력의 적정배치 등〉

81. 기본교육훈련은 해당 직급의 공무원으로서 필요한 능력과 자질을 배양할 수 있도록 신규로 임용되는 전문인력을 대상으로 얼마 이상 받아야 하는가?

① 1주 이상 ② 10일 이상 ③ 2주 이상
④ 3주 이상 ⑤ 30일 이상

해설 〈영19조: 교육훈련의 대상 및 기간〉

82. 「지역보건법」상 보건소에서 현재 담당하고 있거나 담당할 직무 분야에 필요한 전문적인 지식과 기술을 습득할 수 있도록 재직 중인 전문인력을 대상으로 하는 직무 분야별 전문교육훈련 기간은?

① 1주 이상 ② 2주 이상 ③ 3주 이상
④ 4주 이상 ⑤ 5주 이상

해설 〈영19조: 교육훈련의 대상 및 기간〉

83. 지역보건의료기관의 전문인력 등의 배치 및 운영실태를 조사하여야 하는 자와 조사 실시 기간은?

① 보건소장 – 1년마다 ② 보건복지부장관 – 2년마다
③ 시장 · 군수 · 구청장 – 3년마다 ④ 행정안전부장관 – 4년마다
⑤ 읍 · 면장 – 5년마다

해설 〈영20조: 전문인력 배치 및 운영 실태조사〉

정답

79. ④ 80. ② 81. ④
82. ① 83. ②

84. 「지역보건법」상 방문건강관리 전담공무원에 해당하는 사람이 아닌 자는?

① 치과위생사 ② 한의사
③ 영양사 ④ 치과기공사
⑤ 체육지도자

해설 〈법16조의2: 방문건강관리 전담공무원〉

85. 지역보건의료기관의 시설, 장비 등의 구비기준을 정하는 요건은?

① 대통령령 ② 국무총리령
③ 보건복지부령 ④ 시 · 도지사령
⑤ 지방단체 조례

해설 〈법17조: 지역보건의료기관의 시설 · 장비〉

86. 보건의료에 관한 실험과 검사를 위하여 보건소의 시설을 이용하게 할 수 없는 자는?

① 의사 ② 치과의사
③ 수의사 ④ 한의사
⑤ 약사

해설 〈법18조: 시설의 이용〉

87. 지역보건의료서비스를 필요로 하는 사람과 그 친족, 그 밖의 관계인은 누구에게 서비스 제공을 신청할 수 있는가?

① 보건소장
② 보건복지부장관
③ 건강생활지원센터장
④ 시 · 도지사
⑤ 시장 · 군수 · 구청장

해설 〈법19조: 지역보건의료서비스의 신청〉

88. 서비스대상자와 그 서비스대상자의 1촌 직계혈족 및 그 배우자에게 해당 자료 또는 정보의 수집에 관한 동의를 받아야 하는 내용에 포함되지 않는 것은?

① 법적 근거 ② 부양의무자의 재산 및 보험
③ 이용 방법 ④ 보유기간 및 파기방법
⑤ 이용 목적 및 범위

해설 〈법19조: 지역보건의료서비스의 신청〉

정답

84. ④ 85. ③ 86. ③
87. ⑤ 88. ②

89. 지역보건의료서비스 제공 신청을 받으면 서비스대상자와 부양의무자의 인적사항 · 가족관계 · 소득 · 재산 · 사회보장급여 수급이력 · 건강상태 등에 관한 자료 및 정보에 대하여 조사하고 처리할 수 있는 자는?

① 보건소장 ② 보건복지부장관
③ 건강생활지원센터장 ④ 시장 · 군수 · 구청장
⑤ 시 · 도지사

해설 〈법20조: 신청에 따른 조사〉

90. 시장 · 군수 · 구청장은 조사하거나 제출받은 정보 중 서비스대상자가 아닌 사람의 정보는 (　　)년을 초과하여 보유할 수 없다. 이 경우 시장 · 군수 · 구청장은 정보의 보유기한이 지나면 지체 없이 이를 파기하여야 한다. (　　) 안에 알맞은 것은?

① 1년 ② 3년 ③ 5년
④ 7년 ⑤ 10년

해설 〈법22조: 정보의 파기〉

91. 「지역보건법」상 보건소장은 지역주민 다수를 대상으로 건강검진 또는 순회진료 등 신고서를 제출받은 날부터 몇 일 이내에 신고의 수리 여부를 신고인에게 통지해야 하는가?

① 3일 이내 ② 5일 이내 ③ 7일 이내
④ 10일 이내 ⑤ 14일 이내

해설 〈법23조: 건강검진 등의 신고, 규칙9조〉

92. 의과대학 학생들이 의료봉사를 하고자 할 때 지역주민 다수를 대상으로 건강검진 또는 순회진료를 실시하고자 하는 경우 누구에게 신고하는가?

① 시 · 도지사 ② 관할 경찰서장
③ 시장 · 군수 · 구청장 ④ 관할 보건소장
⑤ 지역주민대표

해설 〈법23조: 건강검진 등의 신고〉

93. 외국의 의료면허를 가진 자가 일정기간 국내 체류하면서 지역주민 다수를 대상으로 주민의 건강에 영향을 미치는 행위를 할 때 보건소장에게 신고하는 것은?

① 건강검진 등 ② 역학조사 등
③ 연구 및 자료 공동이용 ④ 치료효과 증명
⑤ 봉사 및 의료 홍보

해설 〈법23조: 건강검진 등의 신고〉

정답

89. ④ 90. ③ 91. ③
92. ④ 93. ①

94. 「지역보건법」상 과태료를 부과, 징수할 수 있는 자는?

① 보건소장　② 시장 · 군수 · 구청장
③ 보건복지부장관　④ 관할 읍 · 면장
⑤ 의료보험관리공단 이사장

해설 〈법34조: 과태료〉

95. 의료기관이 아닌 자가 지역주민 다수를 대상으로 건강검진 또는 순회 진료 등 주민의 건강에 영향을 미치는 행위를 하고자 하는 경우에는 (　　) 이 정하는 바에 따라 건강검진 등을 하고자 하는 지역을 관할하는 (　　) 에게 신고하여야 한다. (　　) 안에 알맞은 것은?

① 대통령령－보건소장　② 지역보건법－시장 · 군수 · 구청장
③ 보건복지부령－시 · 도지사　④ 자치단체 조례－시장 · 군수 · 구청장
⑤ 보건복지부령－보건소장

해설 〈법23조: 건강검진 등의 신고〉

96. 「지역보건법」상 건강검진 등 신고서를 관할 보건소장(보건의료원장을 포함)에게 제출할 때 건강검진 등을 실시하기 몇 일까지 제출하는가?

① 3일 전　② 5일 전　③ 1주일 전
④ 10일 전　⑤ 30일 전

해설 〈규칙9조: 건강검진 등의 신고〉

97. 지역보건의료기관의 설치비와 부대비 및 운영에 대한 국고보조금의 범위로 옳은 것은?

① 설치비와 부대비 3분의 2, 운영비의 2분의 1
② 설치비와 부대비 3분의 1, 운영비의 3분의 2
③ 설치비와 부대비 2분의 1, 운영비의 3분의 1
④ 설치비와 부대비 3분의 1, 운영비의 3분의 1
⑤ 설치비와 부대비 3분의 2, 운영비의 3분의 1

해설 〈법24조: 비용의 보조〉

98. 지역보건의료기관 이용 시 수수료와 진료비는 무엇으로 정하는가?

① 지방자치단체 규칙　② 지방자치단체 조례
③ 지방자치단체 내규　④ 법률
⑤ 대통령령

해설 〈법25조: 수수료 등〉

정답

94. ②　95. ⑤　96. ④
97. ①　98. ②

99. 「지역보건법」상 보건복지부령으로 정하는 기준에 따라 해당지방자치단체의 조례로 정하는 것은?

① 보건지소의 설치
② 보건의료원의 설치
③ 보건소의 추가 설치
④ 건강생활지원센터의 설치
⑤ 지역보건의료기관의 수수료와 진료비 징수

해설 〈법25조: 수수료 등〉

100. 지방자치단체에 대하여 지역보건의료기관의 설치 · 운영에 관한 사항을 보고하게 하거나 소속 공무원으로 하여금 지역보건의료기관에 대하여 실태조사 등 지도 · 감독을 할 수 있는 자는?

① 시 · 도지사
② 보건소장
③ 시장 · 군수 · 구청장
④ 보건복지부장관
⑤ 건강생활지원센터장

해설 〈법27조: 보고 등〉

101. 시장 · 군수 · 구청장은 지역보건의료기관의 설치, 운영에 관하여 시. 도지사를 거쳐 보건복지부장관에게 보고하는 시기는?

① 다음해 2월 말까지
② 다음해 3월 31일까지
③ 다음해 5월 31일까지
④ 매년 5월 31일까지
⑤ 매년 12월 31일까지

해설 〈법27조: 보고 등, 규칙11조〉

102. 「지역보건법」상 보건소, 보건의료원, 보건지소 또는 건강생활 지원센터가 아닌 자가 동일 명칭을 사용하였을 경우 벌칙은?

① 100만원 이하의 과태료
② 300만원 이하의 과태료
③ 500만원 이하의 과태료
④ 1년 이하의 징역 또는 1천만원 이하의 벌금
⑤ 2년 이하의 징역 또는 2천만원 이하의 벌금

해설 〈법29조: 동일 명칭 사용금지〉

정답

99. ⑤ 100. ④ 101. ② 102. ②

103. 「지역보건법」상 의료법에 대한 특례조치로 보건소 · 보건지소 및 건강생활 지원센터는 무엇으로 보는가?

① 의원 · 한방병원으로 본다.
② 의원 · 치과병원으로 본다.
③ 의원 · 치과의원 또는 한의원으로 본다.
④ 병원 · 치과의원 또는 한의원으로 본다.
⑤ 병원 · 치과병원 또는 한방병원으로 본다.

해설 〈법30조: 권한의 위임 등〉 의료법에 대한 특례조치로 보건소 · 보건지소 및 건강생활지원센터는 의원 · 치과의원 또는 한의원으로 본다.

104. 「지역보건법」상 권한의 위임에 대한 설명으로 옳지 않은 것은?

① 보건복지부장관의 권한은 그 일부를 시 · 도지사 또는 시장 · 군수 · 구청장에게 위임할 수 있다.
② 시 · 도지사 또는 시장 · 군수 · 구청장은 지역보건의료기관의 기능 수행에 필요한 업무의 일부를 보건의료 관련기관 · 단체에 위탁할 수 있다.
③ 시 · 도지사 또는 시장 · 군수 · 구청장은 그 업무의 일부를 대행하게 한 경우에는 그 업무수행에 드는 실비(實費)를 보조할 수 있다.
④ 위탁 또는 대행의 절차, 변상 등에 관한 사항은 당해 지방자치단체의 조례로 정한다.
⑤ 시 · 도지사는 지역보건의료정보시스템의 구축 · 운영 등에 관한 업무를 전담기구에 대행하게 할 수 있다.

해설 〈법30조: 권한의 위임 등〉

105. 「지역보건법」상 의료법에 대한 특례조치로 보건소 · 보건지소 및 건강생활 지원센터는 무엇으로 보는가?

① 의원 · 한방병원
② 의원 · 치과병원
③ 의원 · 치과의원 또는 한의원
④ 병원 · 치과의원 또는 한의원
⑤ 병원 · 치과병원 또는 한방병원

해설 〈법30조: 권한의 위임 등〉 의료법에 대한 특례조치로 보건소 · 보건지소 및 건강생활지원센터는 의원 · 치과의원 또는 한의원으로 본다.

106. 의료법 특례 조치로 보건의료원은 어떤 의료기관으로 보는가?

① 읍, 면에 설치한 보건지소
② 광역시에 설치되어 있는 보건지소
③ 의원에 해당하는 요건을 갖춘 보건소
④ 요양병원에 해당하는 요건을 갖춘 보건소
⑤ 병원, 치과의원, 한의원에 해당하는 요건을 갖춘 보건소

해설 〈법31조: 「의료법」에 대한 특례〉

정답

103. ③ 104. ⑤ 105. ③ 106. ⑤

107. 의료법에 대한 특례로 지역보건법상 건강생활지원센터는 어떤 의료기관으로 보는가?

① 의원, 병원, 한의원
② 의원, 병원, 치과의원
③ 의원, 치과의원, 한의원
④ 의원, 요양병원, 조산원
⑤ 병원, 치과병원, 종합병원

〈법31조: 「의료법」에 대한 특례〉

108. 보건의료인의 건강검진과정에서 알게 된 개인 및 가족의 진료정보를 이용하여 금융정보를 사용, 제공, 누설한 자에 대한 벌칙은?

① 300만원 이하의 과태료
② 3년 이하의 징역 또는 2천만원 이하의 벌금
③ 3년 이하의 징역 또는 3천만원 이하의 벌금
④ 5년 이하의 징역 또는 2천만원 이하의 벌금
⑤ 5년 이하의 징역 또는 5천만원 이하의 벌금

해설 〈법32조: 벌칙〉

109. 개인정보의 누설금지를 위반하여 신용정보 · 보험정보 또는 개인정보를 사용 · 제공 또는 누설한 자 및 그 사정을 알면서도 영리 목적 또는 부정한 목적으로 해당 정보를 제공받은 자에 대한 벌칙은?

① 5년 이하의 징역 또는 5천만원 이하의 벌금
② 5년 이하의 징역 또는 3천만원 이하의 벌금
③ 3년 이하의 징역 또는 2천만원 이하의 벌금
④ 3년 이하의 징역 또는 1천만원 이하의 벌금
⑤ 3년 이하의 징역 또는 1천만원 이하의 벌금

해설 〈법32조: 벌칙〉

110. 지역보건의료정보 시스템의 정보를 훼손 · 멸실 · 변경 · 위조 또는 유출한 자의 벌칙은?

① 3천만원 이하의 벌금
② 5천만원 이하의 벌금
③ 5년 이하의 징역 또는 5천만원 이하의 벌금
④ 3년 이하의 징역 또는 3천만원 이하의 벌금
⑤ 3년 이하의 징역 또는 2천만원 이하의 벌금

해설 〈법32조: 벌칙〉

정답

107. ③ 108. ⑤ 109. ①
110. ③

111. 「지역보건법」상 과태료는 해당 지방자치단체의 (   )에서 정하는 바에 시장 · 군수 · 구청장이 부과 · 징수한다. (   )은?

① 청문
② 시행규칙
③ 조례
④ 시행령
⑤ 의결

해설 〈법34조: 과태료〉 과태료는 해당 지방자치단체의 조례에서 정한다.

112. 「지역보건법」상 신고를 하지 아니하거나 거짓으로 신고하고 건강검진 등을 한 자의 벌칙은?

① 100만원 이하의 과태료
② 200만원 이하의 과태료
③ 300만원 이하의 과태료
④ 3년 이하의 징역 또는 2천만원 이하의 벌금
⑤ 5년 이하의 징역 또는 3천만원 이하의 벌금

해설 〈법34조: 과태료〉

113. 「지역보건법」상 3천만원 이하의 과태료를 부과할 수 있는 것은?

① 동일 명칭을 사용한 자
② 정보 또는 자료를 파기하지 아니한 자
③ 신고를 하지 않고 건강검진 또는 순회진료를 행한 자
④ 권한을 넘어 지역보건의료정보시스템의 정보를 위조 · 유출한 자
⑤ 업무상 알게 된 금융정보, 신용정보 또는 보험정보를 사용 · 제공 · 누설한 자

해설 〈법34조: 과태료〉

정답

111. ③ 112. ③ 113. ②

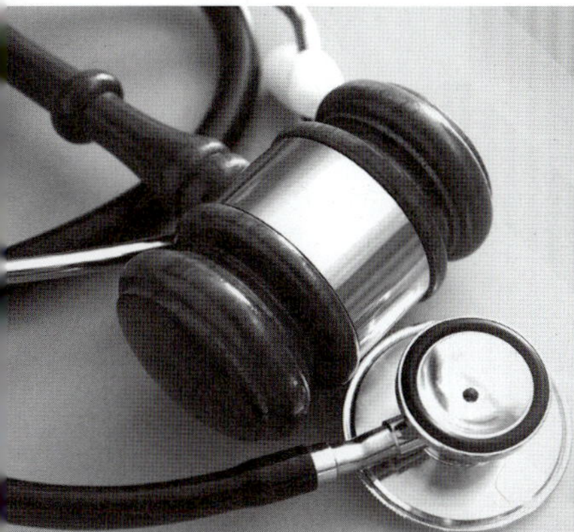

05

혈액관리법

예상문제

01. 혈액관리법의 목적이 아닌 것은?

① 채혈부작용의 예방에 기여한다. ② 수혈자 및 헌혈자를 보호한다.
③ 혈액관리의 적정을 기한다. ④ 국민보건의 향상에 기여한다.
⑤ 혈액관리 업무에 관하여 필요한 사항을 규정한다.

해설 〈법1조: 목적〉 혈액관리업무에 관하여 필요한 사항을 규정함으로써 수혈자와 헌혈자를 보호하고 혈액관리를 적절하게 하여 국민보건의 향상에 이바지함을 목적으로 한다.

02. 「혈액관리법」상 혈액관리법에서 혈액의 정의는?

① 인체에서 채혈한 혈구를 말한다.
② 인체에서 채혈한 혈장을 말한다.
③ 인체에서 채혈한 혈구 및 혈장을 말한다.
④ 혈액제제의 제조에 필요한 혈액을 말한다.
⑤ 혈액제제의 제조에 필요한 혈구 및 혈청을 말한다.

해설 〈법2조: 정의〉

03. 「혈액관리법」상 수혈 등에 사용되는 혈액제제를 제조하기 위하여 헌혈자로부터 혈액을 채취하는 행위는?

① 채혈 ② 수혈 ③ 수혈자
④ 혈액제제 ⑤ 혈액관리

해설 〈법2조: 정의〉

04. 「혈액관리법」상 사용하는 용어의 정의로 옳은 것은?

① 특정수혈부작용: 헌혈 후 헌혈자에게 발생한 부작용
② 혈액제제: 혈액을 원료로 하여 제조한 혈액관리법 따른 의약품
③ 혈액관리업무: 혈액제제의 제조에 필요한 혈액을 판매하는 업무
④ 혈액원: 혈액관리업무를 수행하기 위하여 보건소장의 허가를 받은 자
⑤ 부적격혈액: 채혈 시 또는 채혈 후에 이상이 발견된 혈액 또는 혈액제제

해설 〈법2조: 정의〉

05. 헌혈하기에 부적합한 채혈금지대상자를 정하는 법령은?

① 중앙 혈액원 조례 ② 국무총리령 ③ 보건복지부령
④ 시 · 도지사령 ⑤ 대통령령

해설 〈법2조: 정의〉

정답

01. ① 02. ③ 03. ①
04. ⑤ 05. ③

06. 「혈액관리법」상 혈액을 원료로 하여 제조한 혈액제제가 아닌 것은?

① 전혈 ② 농축적혈구 ③ 신선동결혈장
④ 농축혈소판 ⑤ 세척백혈구

해설 〈법2조: 정의〉 그 밖에 보건복지부령으로 정하는 혈액 관련 의약품(규칙4조 별표2 참조)은 세척적혈구, 세척혈소판, 농축백혈구, 성분채혈적혈구, 동결혈장 등이 혈액제제이며 세척백혈구는 없다.

07. 「혈액관리법」상 용어의 정의 중 옳지 않은 것은?

① 혈액: 인체에서 채혈한 혈구 및 혈장
② 혈액원: 혈액관리업무를 실시하기 위하여 보건복지부장관으로부터 허가를 받은 자
③ 헌혈자: 자기의 혈액을 혈액원에 유상으로 제공하는 자
④ 부적격 혈액: 채혈 시 또는 채혈 후에 이상이 발견된 혈액 또는 혈액제제
⑤ 특정 수혈부작용: 수혈한 혈액제제로 인하여 발생한 부작용을 말함

해설 〈법2조: 정의〉

08. 혈액제제 중 혈장분획제제(혈장을 원료로 일련의 제조과정을 거쳐 얻어진 의약품)의 제조를 위하여 혈액원이 혈장분획제제 제조업자에게 공급하는 것은?

① 전혈 ② 원료혈청 ③ 원료혈구
④ 원료혈장 ⑤ 동결혈장

해설 〈법2조: 정의〉

09. 헌혈환급예치금의 사용 목적은?

① 혈액관리업무에 관하여 필요한 사항 규정
② 수혈자와 헌혈자를 보호
③ 국민보건의 향상에 이바지함
④ 수혈비용을 보상하거나 헌혈사업에 사용
⑤ 혈액을 혈액원에 무상으로 제공

해설 〈법2조: 정의〉

10. 「혈액관리법」상 헌혈환급예치금은 혈액원이 누구에게 예치하는가?

① 중앙혈액원장 ② 관할 보건소장
③ 행정안전부장관 ④ 질병관리청장
⑤ 보건복지부장관

해설 〈법2조: 정의〉

정답

06. ⑤ 07. ③ 08. ④
09. ④ 10. ⑤

11. 수혈한 혈액제제로 인하여 발생한 부작용의 정의는?

① 부적격혈액 ② 특정수혈부작용
③ 채혈금지대상자 ④ 채혈부작용
⑤ 헌혈환급예치금

해설 〈법2조: 정의〉

12. 혈액관리업무의 내용이 아닌 것은?

① 검사 ② 채혈 ③ 제조
④ 공급 ⑤ 판매

해설 〈법2조: 정의〉 혈액관리업무: 수혈이나 혈액제제의 제조에 필요한 혈액을 채혈 · 검사 · 제조 · 보존 · 공급 또는 품질 관리하는 업무를 말한다.

13. 채혈한 후에 헌혈자에게 나타날 수 있는 혈관미주신경반응 또는 피하출혈 등 미리 예기치 못할 때 나타나는 부작용은?

① 헌혈환부 부작용 ② 채혈 부작용 ③ 특정수혈 부작용
④ 혈액제제 부작용 ⑤ 부적격혈액 부작용

해설 〈법2조: 정의〉 채혈부작용은 채혈한 후에 헌혈자에게 나타날 수 있는 혈관 미주신경반응 또는 피하출혈 등 예기치 못한 부작용

14. 수혈한 혈액제제로 인하여 발생한 부작용은?

① 채혈 부작용 ② 헌혈환부 부작용 ③ 특정수혈 부작용
④ 부적격혈액 부작용 ⑤ 혈액제제 부작용

해설 〈법2조: 정의〉

15. 수혈 등에 사용되는 혈액제제를 제조하기 위하여 헌혈자로부터 혈액을 채취하는 행위의 정의는?

① 헌혈 ② 채혈 ③ 특정수혈
④ 혈액제제 ⑤ 혈액원

해설 〈법2조: 정의〉

16. 혈액관리업무를 실시하기 위하여 허가를 받은 자는?

① 병원장 ② 의사 ③ 임상병리사
④ 대한적십자사 ⑤ 혈액원

해설 〈법2조: 정의〉

정답

11. ② 12. ⑤ 13. ②
14. ③ 15. ② 16. ⑤

17. 혈액원이 헌혈환급예치금을 누구에게 납부하는가?

① 보건복지부장관 ② 시 · 도지사 ③ 보건소장
④ 혈액관리협회장 ⑤ 질병관리청장

해설 〈법2조: 정의〉

18. 「혈액관리법」상 부적격혈액의 범위와 혈액 및 혈액제제의 적격여부에 관한 판정기준은?

① 혈액관리법 ② 약사법
③ 혈액관련 의약품법 ④ 혈액제제관리법
⑤ 부적격혈액 관리법

해설 〈규칙2조: 부적격혈액 및 판정기준〉 혈액관리법 규정에 따른다.

19. 부적격 혈액의 범위에 해당되지 <u>않은</u> 것은?

① 채혈과정에서 응고 또는 오염된 혈액 및 혈액제제
② 보존기간이 경과한 혈액 및 혈액제제
③ 혈액관리자로부터 관리된 혈액 및 혈액제제
④ 혈액용기의 밀봉 또는 표지가 파손된 혈액 및 혈액제제
⑤ 심한 혼탁을 보이거나 변색 또는 용혈된 혈액 및 혈액제제

해설 〈법2조: 정의, 규칙 별표1〉

20. 혈액선별검사에서 부적격 기준 검사항목이 <u>아닌</u> 것은?

① 매독검사 ② 에이(A)형간염 검사
③ 비(B)형간염 검사 ④ 간기능검사인 ALT 검사
⑤ 사람T세포림프친화바이러스 검사(HTLV)

해설 〈법2조: 정의, 규칙2조: 부적격혈액 및 판정기준, 규칙 별표1〉

21. 혈액선별검사에서 부적격 기준이 <u>아닌</u> 것은?

① 시(C)형간염 검사－양성
② 비(B)형간염 검사－양성
③ 매독검사－양성
④ 사람T세포림프친화바이러스 검사－양성
⑤ 간기능검사(ALT 검사)－101 IU/L 이하

해설 〈법2조: 정의, 규칙2조: 부적격혈액 및 판정기준, 규칙 별표1〉

정답

17. ① 18. ① 19. ③
20. ② 21. ⑤

22. 혈액관리법상 적격혈액 판정 검사가 아닌 것은?

① 간염B형바이러스(HBV)
② 간염C형바이러스(HCV)
③ 간암표지자
④ HIV
⑤ HTLV

해설 〈법2조: 정의, 규칙2조: 부적격혈액 및 판정기준, 규칙 별표1〉

23. 혈액관리법상 채혈금지대상자는?

① 44Kg 여자
② 체온 37.5℃
③ 맥박 분당 100회
④ 이완기혈압 90mmHg(수은주압)
⑤ 수축기혈압 170밀리미터(수은주압)

해설 〈법2조: 정의, 규칙2조의2: 채혈금지대상자, 규칙 별표1의2〉

24. 혈액관리법상 말라리아 병력자의 헌혈 가능 시기는?

① 치료종료 후 7일 경과
② 치료종료 후 30일 경과
③ 치료종료 후 1년 경과
④ 치료종료 후 2년 경과
⑤ 치료종료 후 3년 경과

해설 〈법2조: 정의, 규칙2조의2: 채혈금지대상자, 규칙 별표1의2〉

25. 건강한 62세의 노인이 가능하지 못한 헌혈은?

① 320밀리미터 전혈 채혈
② 400밀리미터 전혈 채혈
③ 혈장성분채혈
④ 혈소판혈장성분채혈
⑤ 위 모두

해설 〈법2조: 정의, 규칙2조의2: 채혈금지대상자, 규칙 별표1의2〉

26. 혈액제제의 종류가 아닌 것은?

① 세척적혈구
② 농축백혈구
③ 동결혈장
④ 동결 백혈구
⑤ 성분채혈적혈구

해설 〈법2조: 정의, 규칙14조, 규칙 별표2〉

27. 채혈 시 또는 채혈 후에 이상이 발견된 혈액 또는 혈액 제제는?

① 채혈부작용
② 부적격혈액
③ 채혈금지대상자
④ 특정수혈부작용
⑤ 헌혈부작용

해설 〈법2조: 정의〉

정답

22. ③ 23. ① 24. ⑤
25. ④ 26. ④ 27. ②

28. 채혈금지대상자란 감염병 환자, 약물복용 환자 등 건강기준에 미달하는 사람으로서 헌혈을 하기에 부적합하다고 (　　　)으로 정하는 사람을 말한다. (　　　)에 맞는 것은?

① 대한적십자법령　② 의료법령　③ 대통령령
④ 보건복지부령　⑤ 의료기사법령

해설 〈법2조: 정의〉

29. 채혈한 후에 헌혈자에게 나타날 수 있는 혈관미주신경 반응 또는 피하출혈 등 미리 예상하지 못한 부작용은?

① 부적격혈액　② 헌혈부작용　③ 특정수혈부작용
④ 채혈금지대상자　⑤ 채혈부작용

해설 〈법2조: 정의〉

30. 혈액관리법에 따른 혈액을 원료로 제조한 의약품이 아닌 것은?

① 전혈　② 농축적혈구　③ 신선동결혈장
④ 신선해동혈장　⑤ 농축혈소판

해설 〈법2조: 정의〉

31. 혈액관리법에 따른 혈액첨가제 사용 시 보존온도는 1~6℃, 보존기간은 35일인 혈액제제는?

① 성분채혈적혈구　② 성분채혈백혈구
③ 성분채혈혈소판　④ 성분채혈혈소판백혈구
⑤ 백혈구여과제거 성분채혈혈소판

해설 〈법2조: 정의〉

32. 부적격혈액, 혈액제제, 특정수혈 부작용의 기준은 무엇으로 정하는가?

① 대통령령　② 국무총리령　③ 보건복지부령
④ 적십자사 회장령　⑤ 지방자치 조례

해설 〈법2조: 정의〉

33. 수혈이나 혈액제제의 제조에 필요한 혈액을 채혈, 검사, 제조, 보존, 공급 또는 품질관리의 업무의 정의는?

① 헌혈자　② 혈액원　③ 채혈업무
④ 혈액제제업무　⑤ 혈액관리업무

해설 〈법2조: 정의〉

정답

28. ④　29. ⑤　30. ④
31. ①　32. ③　33. ⑤

34. 특정수혈부작용이 아닌 것은?

① 사망
② 장애인복지법 규정에 의한 장애
③ 입원치료를 요하는 부작용
④ 바이러스 등에 의하여 감염되는 질병
⑤ 의료기관의 장이 외래통원치료를 요하는 부작용과 유사하다고 판단하는 부작용

해설 〈법2조: 정의, 규칙3조〉

35. 혈액을 원료로 하여 제조한 의약품으로서 혈액제제에 해당하지 않는 것은?

① 전혈 ② 농축혈소판 ③ 신선동결혈장
④ 세척백혈구 ⑤ 농축적혈구

해설 〈법2조: 정의, 규칙4조〉 혈액관련 의약품 참조

36. 혈액 매매행위 등의 금지사항으로 옳지 않은 것은?

① 단체로 헌혈증서를 필요한 환자에게 혈액원의 승인 없이 제공하는 경우
② 기타 대가적 급부를 주기로 하고 다른 사람의 헌혈 증서를 제공받을 경우
③ 자신의 헌혈증서를 대가를 받고 다른 사람에게 제공하는 경우
④ 수혈이 필요한 환자가 다른 사람의 헌혈 증서를 매입하는 경우
⑤ 수혈이 필요한 환자에게 다른 사람의 헌혈 증서를 매입하도록 교사, 방조 또는 알선하는 경우

해설 〈법3조: 혈액 매매행위 등의 금지〉

37. 건강한 국민에게 헌혈을 권장할 수 있는 자는?

① 대통령 ② 보건복지부장관
③ 행정안전부장관 ④ 질병관리청장
⑤ 보건소장

해설 〈법4조: 헌혈 권장 등, 영2조〉

38. 국민의 헌혈정신을 고취하고 헌혈권장을 위하여 헌혈의 날 또는 헌혈사상 고취기간을 설정할 수 있는 자는?

① 보건복지부장관 ② 혈액원장
③ 행정안전부장관 ④ 질병관리청장
⑤ 보건소장

해설 〈법4조: 헌혈 권장 등, 영2조〉

정답

34. ⑤ 35. ④ 36. ①
37. ② 38. ①

39. 헌혈권장등의 설명으로 옳지 않은 것은?

① 헌혈권장에 관하여 필요한 사항은 대통령령으로 정한다.

② 대한적십자사 회장은 혈액원에 혈액관리업무에 필요한 경비를 지원할 수 있다.

③ 대한적십자사 회장은 민간단체에 대하여 헌혈 권장등 협력을 요청할 수 있다.

④ 보건복지부장관은 헌혈에 관하여 특히 공로가 있는 자에게 훈장을 상신할 수 있다.

⑤ 보건복지부장관은 혈액의 수급조절의 적정을 기하기 위하여 매년 헌혈권장에 관한 계획을 수립 · 시행하여야 한다.

해설 〈법4조: 헌혈 권장 등, 영2조〉

40. 혈액관리법이 정한 헌혈자 보호와 의무에 대한 설명으로 옳지 않은 것은?

① 헌혈자가 채혈부작용을 보이는 경우 혈액원은 지체없이 적절한 조치를 취하여야 한다.

② 헌혈자는 숭고한 박애정신의 실천자로서 헌혈현장에서 존중받아야 한다.

③ 헌혈자의 보호를 위하여 필요한 사항은 보건복지부령으로 정한다.

④ 문진사항의 기록과 면담은 헌혈자의 개인비밀이 보호될 수 있는 환경에서 실시하여야 한다.

⑤ 헌혈자로부터 채혈할 때에는 쾌적하고 안전한 환경에서 하여야 한다.

해설 〈법4조의2: 헌혈자 보호와 의무 등, 영3조〉

41. 혈액관리위원회의 설명으로 옳지 않은 것은?

① 위원회는 혈액 수가의 조정등을 심의한다.

② 보건복지부장관 소속으로 혈액관리위원회를 둔다.

③ 혈액관리위원회의 위원은 위원장을 포함하여 15명 이내로 둔다.

④ 위원회의 위원으로 관계행정기관 5급 공무원 이상 위촉할 수 있다.

⑤ 위원회의 위원으로 변호사의 자격을 가진자를 임명할 수 있다.

해설 〈법5조: 혈액관리위원회의 설치 및 운영, 영4 · 5조, 영5조의2〉

42. 혈액관리 위원에 해당되는 자격을 갖지 못한 자는?

① 관련 행정기관 소속 2급 또는 3급 공무원

② 혈액원에 종사하는 자를 대표하는 자

③ 대통령을 대변하는 자

④ 변호사의 자격을 가진 자

⑤ 언론계를 대표하는 자

해설 〈법5조: 혈액관리위원회의 설치 및 운영, 영4 · 5조, 영5조의2〉

정답

39. ② 40. ③ 41. ④
42. ③

43. 혈액관리위원회의 혈액관리에 관한 심의사항에 해당되지 않는 것은?

① 혈액관리제도의 개선 및 헌혈추진 방안
② 헌혈환급적립금의 활용 방안
③ 혈액수가의 조정
④ 채혈부작용 및 혈액 권장에 관한 사항
⑤ 혈액원의 개설 및 혈액관리업무의 심사평가에 관한 사항

해설 〈법5조: 혈액관리위원회의 설치 및 운영〉

44. 혈액관리업무를 할 수 없는 자는?

① 의료법에 의한 의료기관
② 대한적십자사 조직법에 의한 대한적십자사
③ 보건복지부령이 정하는 혈액제제 제조업자
④ 혈액관리법에 의한 혈액원
⑤ 지역관리법에 의한 공공보건의료기관 및 보건소

해설 〈법6조: 혈액관리업무〉 1. 「의료법」에 따른 의료기관 2. 「대한적십자사 조직법」에 따른 대한적십자사 3. 보건복지부령으로 정하는 혈액제제 제조업자

45. 혈액관리법에 따른 혈액관리업무를 할 수 없는 자는?

① 의원
② 보건소
③ 종합병원
④ 대한적십자
⑤ 혈액제제 제조업자

해설 〈법6조: 혈액관리업무〉

46. 혈액관리업무를 하고자 하는 자는 누구에게 허가를 받아야 하는가?

① 보건복지부장관
② 대통령
③ 혈액관리위원장
④ 혈액원장
⑤ 대한적십자사 회장

해설 〈법6조: 혈액관리업무〉

47. 「혈액관리법」상 혈액관리업무 중 채혈을 할 수 없는 자는?

① 의원
② 종합병원
③ 혈액제제 제조업자
④ 대한적십자사
⑤ 치과병원

해설 〈법6조: 혈액관리업무〉

정답

43. ④ 44. ⑤ 45. ② 46. ① 47. ③

48. 혈액관리업무 설명 중 옳지 않은 것은?

① 약사법에 따라 의약품 제조업의 허가를 받아야 한다.
② 보건복지부령으로 정하는 혈액제제 제조업자도 할 수 있다
③ 보건복지부령으로 정하는 기준에 적합한 시설 · 장비를 갖추어야 한다.
④ 혈액원을 개설하려는 자는 보건복지부장관의 허가를 받아야 한다.
⑤ 품질관리 업무 등의 혈액관리업무를 시행함에 있어 혈액원장이 고시하는 표준업무규정을 준수하여야 한다.

해설 〈법6조: 혈액관리업무〉

49. 혈액원을 개설허가를 받은 자가 허가받은 사항 중 보건복지부령이 정하는 중요 사항을 변경 시에 누구의 허가를 받아야 하는가?

① 대한적십자사 회장
② 대통령
③ 보건복지부장관
④ 시 · 도지사
⑤ 보건소장

해설 〈법6조: 혈액관리업무, 규칙5조의3〉

50. 혈액원의 개설허가를 받은 자가 혈액원의 명칭, 혈액원의 소재지, 혈액제제의 제조 품목 등의 변경허가를 받고자 할 때 누구의 허가를 받는가?

① 대한적십자사 회장
② 질병관리청장
③ 보건복지부장관
④ 중앙혈액원장
⑤ 보건소장 및 시 · 도지사

해설 〈법6조: 혈액관리업무, 규칙5조의3〉

51. 혈액원의 개설자가 휴업 · 폐업 또는 재개업하고자 하는 때와 혈액원 휴 · 폐업 및 재개업신고서는 누구에게 제출하는가?

① 대통령
② 보건복지부장관
③ 대한적십자사 회장
④ 시 · 도지사
⑤ 보건소장

해설 〈법6조: 혈액관리업무, 규칙5조의5〉

52. 혈액원에서 혈액의 검사 · 제조 · 보존 등의 혈액제제 제조 업무를 관리하는 자는?

① 의사
② 임상병리사
③ 혈액공급과장
④ 혈액원장
⑤ 대한적십자사

해설 〈법6조의3: 혈액제제 제조관리자 등〉

정답

48. ⑤ 49. ③ 50. ③
51. ② 52. ①

53. 「혈액관리법」상 혈액의 검사 · 제조 · 보존 등 혈액제제 제조 업무를 관리하기 위하여 혈액원에 반드시 필요한 의료 인력은?

① 임상병리사 1인 이상 ② 임상병리사 2인 이상
③ 간호사 1인 이상 ④ 의사 1인 이상
⑤ 의사 1인 및 임상병리사 2인 이상

해설 〈법6조의3: 혈액제제 제조관리자 등〉

54. 혈액제제 제조관리자의 준수사항으로 틀린 것은?

① 혈액원장은 제조관리자의 관리업무를 방해하여서는 아니 된다.
② 혈액제제 제조과정에 대한 시험검사를 실시하여야 한다.
③ 혈액원에는 1명 이상의 의사를 두고 혈액의 검사등 혈액제제 제조업무를 관리하여야 한다.
④ 혈액제제 제조업무가 업무지침서에 맞게 수행되는지 여부를 월 1회 이상 점검하여야 한다.
⑤ 혈액제제 제조업무에 종사하는 자에게 연 2회 이상 교육을 실시하여야 한다.

해설 〈법6조의3: 혈액제제 제조관리자 등, 규칙5조4〉

55. 혈액원의 개설자는 폐업 또는 휴업의 신고를 할 때에는 기록 · 보존하고 있는 혈액관리업무기록 등을 누구에게 이관하는가?

① 대한적십자사 회장 ② 혈액원장
③ 보건복지부장관 ④ 보건소장
⑤ 질병관리청장

해설 〈법6조의4: 혈액원의 휴업 등의 신고〉

56. 혈액원은 헌혈자에 대하여 채혈을 실시하기 전에 황산구리법에 따른 혈액비중검사 하는 이유는?

① 당뇨검사 ② 빈혈검사 ③ 단백검사
④ 철분검사 ⑤ 혈액성분검사

해설 〈법7조: 신원확인 및 건강진단 등〉

57. 혈액원이 헌혈자에게 채혈하기 전 건강진단 항목에 포함되지 않은 것은?

① 문진, 시진 및 촉진 ② 체온 및 맥박측정
③ 체중 측정 ④ 신장(키) 검사
⑤ 과거의 헌혈경력 여부의 조회

해설 〈법7조: 헌혈자의 신원 확인 및 건강진단 등, 규칙6조〉

정답

53. ④ 54. ④ 55. ①
56. ② 57. ④

58. 혈액원은 과거의 헌혈경력 및 혈액검사 결과와 채혈금지대상자 여부의 조회를 하려는 때에는 신청서를 누구에게 제출하는가?

① 보건복지부장관 ② 혈액원장 ③ 대한적십자사 회장
④ 질병관리청장 ⑤ 보건소장

해설 〈규칙6조: 헌혈자의 건강진단 등〉

59. 혈액원은 채혈을 실시하기 전에 헌혈자에 대하여 신원 확인 후 건강진단을 하여야 한다. 이때 건강진단 종목에 포함하지 않는 것은?

① 혈압측정 ② 혈액형 판정
③ 체중 측정 ④ 체온 측정
⑤ 과거 헌혈경력 조회

해설 〈법7조: 헌혈자의 신원 확인 및 건강진단 등, 규칙6조〉

60. 헌혈자의 신원 확인 후 채혈을 실시하기 전에 시행해야 하는 검사는?

① 매독검사 ② 빈혈검사
③ 약물검사 ④ 간기능검사
⑤ B형 간염검사

해설 〈법7조: 헌혈자의 신원 확인 및 건강진단 등, 규칙6조〉

61. 채혈을 실시하기 전 헌혈자의 건강진단 검사가 아닌 것은?

① 혈압 측정 ② 백혈구검사
③ 혈색소검사 ④ 혈액비중검사
⑤ 적혈구용적률검사

해설 〈법7조: 헌혈자의 신원 확인 및 건강진단 등, 규칙6조〉

62. 헌혈자로부터 채혈하기 전에 채혈금지대상 여부 및 과거 헌혈경력과 그 검사 결과를 조회 및 감염병 환자 또는 약물복용 환자 등의 관련 정보를 혈액원 등에 제공하도록 요청할 수 있다. 혈액원 등이 제공받을 수 있는 정보의 범위가 아닌 것은?

① 진단명
② 진단일 또는 처방일
③ 처방약물명
④ 진단일시 또는 진단의사
⑤ 감염병환자 및 약물복용환자 등의 주민등록번호 등 인적 사항

해설 〈법7조: 헌혈자의 신원 확인 및 건강진단 등, 규칙6조의6〉

정답

58. ③ 59. ② 60. ②
61. ② 62. ④

63. 채혈금지대상자 관리대장을 기록하고 관리하여야 하는 자는?

① 혈액원장
② 대한적십자사 회장
③ 시 · 도지사
④ 시장 · 군수 · 구청장
⑤ 병원협회장

해설 〈법7조: 헌혈자의 신원 확인 및 건강진단 등, 규칙7조의2〉

64. 다음 중 채혈금지 대상자는?

① 임신 중인 여성
② 구강체온이 37.3℃
③ 맥박이 1분간 70회인 자
④ 혈압 140/95인 자
⑤ 체중 48kg 여자

해설 〈법7조의2: 채혈금지대상자의 관리, 규칙 별표1의2〉

65. 채혈금지대상자의 관리에 관한 설명 중 틀린 것은?

① 보건복지부장관은 채혈금지대상자의 명부를 작성 · 관리할 수 있다.
② 혈액원은 채혈금지대상자에 속하는 자로부터 채혈하여서는 아니 된다.
③ 혈액원은 안전성검사를 실시하는 경우 검사대상자의 명단 및 검사결과 등을 혈액원장에게 보고하여야 한다.
④ 채혈금지대상자의 명부를 작성 · 관리하는 업무에 종사하는 자는 업무상 알게 된 비밀을 정당한 사유없이 누설하여서는 아니 된다.
⑤ 보건복지부장관은 채혈금지대상자 명부에 기재된 자에게 그 기재사항 등을 대통령령으로 정하는 바에 따라 개별적으로 통지할 수 있다.

해설 〈법7조의2: 채혈금지대상자의 관리, 영5조, 규칙7조〉

66. 건강진단관련 요인 중 채혈금지 대상자가 아닌 것은?

① 체중이 남자는 50킬로그램 미만
② 체온이 섭씨 37.5도를 초과하는 자
③ 맥박이 1분에 50회 미만 또는 100회를 초과하는 자
④ 이완기혈압이 100밀리미터(수은주압) 이상인 자
⑤ 수축기혈압이 90밀리미터(수은주압) 미만 또는 180밀리미터(수은주압) 이하인 자

해설 〈법7조의2: 채혈금지대상자의 관리, 규칙 별표1의2〉

67. 예방접종 관련 요인 중 풍진, 수두 예방접종 또는 BCG 접종 후 (　　)이 경과하지 아니한 자는 채혈금지 대상자이다. (　　)는?

① 24시간
② 1주
③ 2주
④ 4주
⑤ 2개월

해설 〈법7조의2: 채혈금지대상자의 관리, 규칙 별표1의2〉

정답

63. ② 64. ① 65. ③
66. ⑤ 67. ④

68. 처치관련 요인 중 수혈 후 (　　)년이 경과하지 아니한 자는 채혈금지 대상자이다. (　　)는?

① 1년　　② 2년　　③ 3년
④ 4년　　⑤ 5년

해설 〈법7조의2: 채혈금지대상자의 관리, 규칙 별표1의2〉

69. 질병관련 요인 중 일정기간 채혈금지 대상자가 아닌 것은?

① 말라리아 병력자로 치료종료 후 3년이 경과하지 아니한 자
② 브루셀라증 병력자로 치료종료 후 2년이 경과하지 아니한 자
③ 매독 병력자로 치료종료 후 1년이 경과하지 아니한 자
④ A형간염 병력자로 완치 후 6개월이 경과하지 아니한 자
⑤ 보건복지부장관이 정하는 혈액매개 감염병 환자 또는 병력자

해설 〈법7조의2: 채혈금지대상자의 관리, 규칙 별표1의2〉

70. 예방접종 관련 요인 중 홍역, 유행성이하선염, 황열, 경구용 소아마비, 경구용 장티푸스 예방접종을 투여 받고 (　　)가 경과하지 아니한 자는 채혈금지 대상자이다. (　　)는?

① 1주　　② 2주　　③ 3주
④ 4주　　⑤ 5주

해설 〈법7조의2: 채혈금지대상자의 관리, 규칙 별표1의2〉

71. 채혈금지대상자 중 예방접종 관련요인으로 해당되지 않는 것은?

① 콜레라, 디프테리아, 인플루엔자 예방접종 후 24시간이 경과하지 아니한 자
② A형간염, B형간염 예방접종 후 24시간이 경과하지 아니한 자
③ 풍진, 수두 예방접종 또는 BCG 접종 후 4주가 경과하지 아니한 자
④ 홍역, 유행성이하선염, 경구용 장티푸스 예방접종을 투여 받고 2주가 경과하지 아니한 자
⑤ 경구용 장티푸스 예방접종을 투여받고 1주가 경과하지 아니한 자

해설 〈법7조의2: 채혈금지대상자의 관리, 규칙 별표1의2〉

72. 「혈액관리법」상 혈액 및 혈액제제의 적격 여부를 검사하고 그 결과를 확인하는 기관은?

① 보건소　　② 혈액원　　③ 종합병원
④ 대한적십자사　　⑤ 혈액제제 제조관리소

해설 〈법8조: 혈액 등의 안전성 확보〉

정답

68. ①　69. ④　70. ②
71. ⑤　72. ②

73. 혈액원은 헌혈자에 대한 혈액정보를 채혈일부터 3일 이내에 대한적십자사 회장에게 통보하여야 하는 내용이 아닌 것은?

① 혈액검사 결과
② 헌혈자의 인적사항
③ 혈액 및 혈액제제 종류
④ 헌혈일자 및 헌혈증서번호
⑤ 혈액제제의 공급일자 및 공급처

해설 〈법8조: 혈액 등의 안전성 확보, 규칙11조의4: 헌혈자의 혈액정보 통보〉

74. 혈액원은 적격여부 검사 결과 부적격혈액을 발견하였으나 그 혈액이 이미 의료기관으로 출고된 경우에 조치는?

① 혈액원은 지체 없이 그 혈액에 대한 간기능검사(ALT검사, 수혈용으로 사용되었는지 확인한다)를 실시한다.
② 보건복지부장관이 정하는 검사를 재실시하고, 혈액 및 혈액제제의 적격 여부를 확인하여야 한다.
③ 해당 의료기관에 부적격혈액에 대한 사항을 즉시 알리고, 부적격혈액을 재검사하기 위해 보관하도록 조치를 하여야 한다.
④ 해당 의료기관에 부적격혈액에 대한 사항을 즉시 알리고, 부적격혈액을 폐기처분하도록 조치를 하여야 한다.
⑤ 부적격혈액을 예방접종약의 원료로 사용하는 등 대통령령으로 정하는 경우에도 폐기처분하도록 조치를 하여야 한다.

해설 〈법8조: 혈액 등의 안전성 확보〉

75. 「혈액관리법」상 부적격 혈액을 폐기처분 예외의 종류가 아닌 것은?

① 의학연구 개발에 사용되는 경우
② 예방접종약의 원료로 사용되는 경우
③ 의약품 · 의료기기 개발에 사용되는 경우
④ 식품진단키트 · 원료연구 개발에 사용되는 경우
⑤ 혈액제제 등의 의약품이나 의료기기의 품질관리를 위한 시험에 사용되는 경우

해설 〈법8조: 혈액 등의 안전성 확보〉

76. 「혈액관리법」상 헌혈자로부터 채혈한 수혈용 혈액의 적격 여부 검사항목이 아닌 것은?

① 매독검사
② B형간염검사
③ C형간염검사
④ A형간염검사
⑤ 후천성면역결핍증검사

해설 〈법8조: 혈액 등의 안전성 확보, 영8조〉

정답

73. ⑤ 74. ④ 75. ④
76. ④

77. 혈액의 안전성확보를 위하여 헌혈자 및 혈액검사에 대한 정보를 유지 · 관리해야 하는 자는?

① 대한적십자사 회장 ② 보건복지부장관
③ 시 · 도지사 ④ 혈액원
⑤ 행정안전부장관

해설 〈법8조: 혈액 등의 안전성 확보〉

78. 「혈액관리법」상 정한 부적격혈액의 범위에 포함되지 않는 것은?

① 비(B)형간염 검사에서 양성인 때
② 시(C)형간염 검사에서 양성인 때
③ 혈액용기의 표지가 파손된 혈액
④ 간기능검사(ALT)에서 101 IU/L 미만일 때
⑤ 심한 혼탁을 보이거나 변색 또는 용혈된 혈액

해설 〈법8조: 혈액 등의 안전성 확보, 규칙2조, 규칙 별표1〉

79. 혈액등의 안전성 확보 차원에서 혈액 및 혈액제제의 적격 여부에 관한 판정기준은?

① 보건복지부령 ② 대통령령
③ 혈액관리법 ④ 대한적십자사 규칙
⑤ 지방자치단체 조례

해설 〈법8조: 혈액 등의 안전성 확보, 영6조〉

80. 「혈액관리법」상 혈액원은 헌혈자로부터 혈액을 채혈하였다. 혈액의 적격 여부 검사 실시 시기는?

① 채혈 후 야간시간 ② 채혈일부터 2일 이내
③ 채혈일부터 3일 이내 ④ 지체 없이
⑤ 시간제약 관련 없음

해설 〈규칙8조: 혈액 등의 안전성 확보〉 헌혈자로부터 혈액을 채혈한 때에는 지체 없이 그 혈액에 대한 간기능검사(ALT검사), 비(B)형간염검사, 시(C)형간염검사, 매독검사, 후천성면역결핍증검사, 사람T세포림프친화바이러스 검사(혈장성분은 제외한다)검사를 실시하고, 혈액 및 혈액제제의 적격 여부를 확인하여야 한다.

81. 혈액원이 헌혈자로부터 혈액을 채혈한 때에 지체 없이 실시하여야 하는 검사는?

① 심장병 ② 매독 ③ 혈액암
④ 기생충감염 ⑤ 치매유무

해설 〈법8조: 혈액 등의 안전성 확보, 규칙8조〉

정답

77. ② 78. ④ 79. ①
80. ④ 81. ②

82. 혈액의 적격여부 검사를 실시하는 자는?

① 의사 ② 임상병리사
③ 수의사 ④ 간호사
⑤ 약사

해설 〈법8조: 혈액 등의 안전성 확보, 규칙8조〉

83. 혈액원은 헌혈자로부터 혈액을 채혈할 시 지체 없이 실시하여야 하는 검사가 아닌 것은?

① 간가능검사(ATL검사) ② 비(B)형간염검사
③ 에이(A)형간염검사 ④ 매독검사
⑤ 후천성면역결핍증검사

해설 〈법8조: 혈액 등의 안전성 확보, 규칙8조〉

84. 혈액제제 검사업무를 하는 경우에 검사실에 갖추어야 할 시설 · 장비가 아닌 것은?

① 검체용 원심분리기
② C형간염검사기기
③ 매독검사기기 또는 기구
④ 혈액중량측정용 저울 및 봉합기
⑤ 혈액형검사기구(혈청형혈액검사를 포함) 및 현미경

해설 〈규칙5조의2, 별표4: 혈액관리업무를 위한 시설 · 장비 등〉

85. 혈액원은 헌혈자의 혈액정보를 채혈일부터 며칠 이내에 대한적십자사 회장에게 통보하여야 하는가?

① 1일 ② 2일
③ 3일 ④ 4일
⑤ 1주

해설 〈법8조: 혈액 등의 안전성 확보, 규칙11조의4〉

86. 혈액원은 혈액정보를 통보한 혈액을 공급하거나 폐기한 때에는 공급일 또는 폐기일부터 며칠 이내에 대한적십자사 회장에게 통보하여야 하는가?

① 7일 ② 14일
③ 21일 ④ 30일
⑤ 35일

해설 〈법8조: 혈액 등의 안전성 확보, 규칙11조의4〉

정답

82. ② 83. ③ 84. ④
85. ③ 86. ①

87. 혈액원이 대한적십자사 회장에게 통보하는 혈액정보의 내용이 아닌 것은?

① 헌혈자의 인적사항
② 혈액 및 혈액제제 종류
③ 헌혈횟수 및 장소
④ 헌혈일자 및 헌혈증서번호
⑤ 혈액검사 결과

해설 〈법8조: 혈액 등의 안전성 확보, 규칙11조의4〉

88. 「혈액관리법」상 수혈 부적격 혈액 또는 혈액제제는?

① B형간염검사 음성
② C형간염검사 음성
③ HIV 핵산증폭검사 음성
④ 용혈된 혈액 및 혈액제제
⑤ 간기능검사 (ALT) 101 IU/L 미만

해설 〈법8조: 혈액 등의 안전성 확보, 규칙8조, 규칙 별표1〉

89. 「혈액관리법」상 혈액의 적격여부 검사에서 헌혈자에게 통보할 검사내용이 아닌 것은?

① 간가능검사(ATL검사)
② 비(B)형간염검사
③ 시(C)형간염검사
④ 후천성면역결핍증검사
⑤ 사람T세포림프친화바이러스 검사(HTLV)

해설 〈법8조: 혈액 등의 안전성 확보, 규칙8조〉

90. 혈액의 적격여부 검사 설명 중 옳지 않은 것은?

① 혈액원은 헌혈자로부터 혈액을 채혈한 때에는 지체 없이 그 혈액에 대한 보건복지부장관이 정하는 검사를 실시한다.
② 혈액원은 혈액 및 혈액제제의 적격 여부를 확인하여야 한다.
③ 검사는 의사의 지도하에 임상병리사에 의하여 실시되어야 한다.
④ 혈액선별검사 중 B형간염바이러스(HBV) · C형간염바이러스(HCV) · 사람면역결핍바이러스(HIV) 핵산증폭검사 및 사람T세포림프친화바이러스 검사를 하는 경우에는 그 결과를 수혈 전에 확인할 수 있다.
⑤ 혈액원은 혈액에 대한 검사결과를 헌혈자에게 통보하여야 한다.

해설 〈규칙8조: 혈액의 적격여부 검사등〉

91. 혈액등의 안정성 확보를 위하여 혈액 및 혈액제제의 적정여부를 검사하는 곳은?

① 대학병원검사실
② 질병관리청
③ 혈액원
④ 대한적십자
⑤ 검진센터의뢰

해설 〈법8조: 혈액 등의 안전성 확보〉

정답

87. ③ 88. ④ 89. ④
90. ④ 91. ③

92. 부적격 혈액의 폐기처분 시 혈액원등은 매 연도말 기준으로 부적격 혈액처리 현황을 작성하여 다음 달 ( )일까지 ( )에게 제출하여야 한다. ( )에 맞는 것은?

① 7일, 혈액원장
② 10일, 대한적십자사 회장
③ 7일, 보건복지부장관
④ 10일, 보건복지부 장관
⑤ 즉시, 보건복지부장관

해설 〈법8조: 혈액 등의 안전성 확보, 규칙11조〉

93. 「혈액관리법」상 혈액원은 헌혈자에 대한 혈액정보를 채혈일부터 ( ) 이내에 통보서에 기재하여 ( )에게 통보하여야 한다. ( )은?

① 3일, 혈액원장
② 3일, 대한적십자사 회장
③ 5일, 혈액원장
④ 5일, 대한적십자사 회장
⑤ 7일, 보건복지부장관

해설 〈규칙11조의4: 헌혈자의 혈액정보 통보〉 혈액원은 법 제8조제7항에 따라 헌혈자에 대한 다음 각 호의 혈액정보를 채혈일부터 3일 이내에 별지 제4호의4서식의 통보서(전자문서를 포함한다)에 기재하여 대한적십자사 회장에게 통보하여야 한다.

94. 혈액관리법상 성분채혈 시 한도 채혈량은?

① 350mL
② 400mL
③ 450m
④ 500mL
⑤ 600mL

해설 〈법9조: 혈액의 관리 등, 규칙12조: 혈액관리업무〉

95. 혈액제제제조를 위하여 채혈된 혈액의 제조하기까지의 관리과정 중 혈소판 성분의 관리 온도로 적절한 것은?

① 6℃ 이상에서 관리
② 6℃ 이하에서 관리
③ 1℃ 이상 10℃ 이하에서 관리
④ 20℃ 이상 24℃ 이하에서 관리
⑤ 10℃ 이상 24℃ 이하에서 관리

해설 〈법9조: 혈액의 관리 등, 규칙12조: 혈액관리업무, 규칙 별표2의2〉
- 전혈채혈: 섭씨 1℃ 이상 10℃ 이하에서 관리할 것
- 혈소판성분채혈: 섭씨 20℃ 이상 24℃ 이하에서 관리할 것
- 혈장성분채혈: 섭씨 6℃ 이하에서 관리할 것

96. 혈소판성분채혈의 적정 관리온도는?

① −18℃ 이하
② 1~6℃
③ 10~18℃
④ 20~24℃
⑤ 25℃ 이상

해설 〈법9조: 혈액의 관리 등, 규칙12조: 혈액관리업무, 규칙 별표2의2〉

정답

92. ④ 93. ② 94. ④
95. ④ 96. ④

97. 전혈 혈액제제의 보존액과 보존기간이 옳은 것은?

① CPDA-1, 채혈 후 21일
② CPDA, 채혈 후 35일
③ CPDA, 채혈 후 30일
④ ADD/M, 채혈 후 21일
⑤ CPDA-1, 채혈 후 35일

해설 〈법9조: 혈액의 관리 등, 규칙12조: 혈액관리업무, 규칙 별표2의2〉

98. 세척적혈구의 보존기간은?

① 제조 후 즉시
② 제조 후 7시간
③ 제조 후 12시간
④ 제조 후 24시간
⑤ 제조 후 2주

해설 〈법9조: 혈액의 관리 등, 규칙12조: 혈액관리업무, 규칙 별표2의2〉

99. 농축 혈소판의 보존기간은?

① 제조 후 즉시
② 제조 후 12시간 이내
③ 제조 후 24시간 이내
④ 제조 후 36시간 이내
⑤ 제조 후 120시간 이내

해설 〈법9조: 혈액의 관리 등, 규칙12조: 혈액관리업무, 규칙 별표2의2〉

100. 혈액제제의 보존온도 설명으로 옳지 않은 것은?

① 전혈: 1~6℃
② 세척혈소판: 1~6℃
③ 성분채혈적혈구: 1~6℃
④ 성분채혈혈소판: 20~24℃
⑤ 성분채혈혈장: −18℃ 이하

해설 〈법9조: 혈액의 관리 등, 규칙 별표2의2〉

101. 다음 혈액제제 중 채혈 후 보존기간이 가장 짧은 것은?

① 전혈
② 농축적혈구
③ 신선동결혈장
④ 동결침전제제
⑤ 성분채집혈소판

해설 〈법9조: 혈액의 관리 등, 규칙 별표2의2〉

102. 세척적혈구의 보관온도는?

① −18℃
② 1-6℃
③ 10℃
④ 20-24℃
⑤ 37℃

해설 〈법9조: 혈액의 관리 등, 규칙 별표2의2〉

정답

97. ⑤ 98. ④ 99. ⑤
100. ② 101. ⑤ 102. ②

103. 혈액관리업무로 옳지 않은 것은?

① 혈장성분채혈 : 섭씨 10℃ 이하에서 관리하여야 한다.
② 전혈채혈 : 섭씨 1℃ 이상 10℃ 이하에서 관리하여야 한다.
③ 1인 1회 전혈채혈은 400밀리미터의 110퍼센트를 초과 하여서는 아니 된다.
④ 1인 1회 성분채혈은 500밀리미터의 110퍼센트를 초과 하여서는 아니 된다.
⑤ 혈액제제제조를 위하여 혈소판성분채혈은 섭씨 20℃ 이상 24℃ 이하에서 관리하여야 한다.

해설 〈법9조: 혈액의 관리 등, 규칙12조〉

104. 혈액제제의 보존조건(보존온도: 1~6℃, CPDA 보존액)에서 채혈 후 전혈의 보존 기준은?

① 채혈 후 7일 ② 채혈 후 14일 ③ 채혈 후 21일
④ 채혈 후 30일 ⑤ 채혈 후 35일

해설 〈법9조: 혈액의 관리 등, 규칙12조〉

105. 특정수혈부작용으로 옳지 않은 것은?

① 헌혈이 직접적인 원인이 되어 질병이 발생
② 헌혈이 직접적인 원인이 되어 사망한 채혈부작용자
③ 혈액원장이 통원치료가 필요하다고 판단하는 부작용
④ 혈액원이 공급한 혈액이 직접적인 원인이 되어 질병이 발생
⑤ 혈액원이 공급한 혈액이 직접적인 원인이 되어 사망한 특정수혈부작용자

해설 〈법10조: 특정수혈부작용에 대한 조치, 법10조의2〉

106. 특정수혈부작용에 대한 조치로 옳지 않은 것은?

① 특정수혈부작용과 관련된 의료기관의 장과 혈액원등은 실태조사에 협조하여야 한다.
② 혈액원은 특정수혈부작용 및 채혈부작용에 대한 보상금을 지급할 수 있다.
③ 시 · 도지사는 매월말 기준으로 특정수혈부작용발생현황보고서를 작성하여 다음달 30일까지 보건복지부장관에게 제출하여야 한다.
④ 의료기관의 장은 특정수혈부작용발생 사실을 확인한 날부터 15일 이내에 당해의료기관 소재지의 보건소장을 거쳐 특별시장 · 광역시장 또는 도지사(시 · 도지사)에게 특정수혈부작용발생 사실을 신고하여야 한다.
⑤ 의료기관의 장은 특정수혈부작용으로 사망한 경우에는 지체없이 신고하여야 한다.

해설 〈법10조: 특정수혈부작용에 대한 조치, 규칙11 · 13조〉

정답

103. ① 104. ③ 105. ③
106. ③

107. 「혈액관리법」상 의료기관의 장은 특정수혈부작용발생사실을 확인한 날부터 15일 이내에 당해의료기관 소재지의 보건소장을 거쳐 누구에게 신고하여야 하는가?

① 시 · 도지사　② 시장 · 군수 · 구청장
③ 보건복지부장관　④ 보건소장
⑤ 대한적십자사 회장

해설 〈규칙13조: 특정수혈부작용의 신고 등〉 의료기관의 장은 특정수혈부작용발생사실을 확인한 날부터 15일이내에 당해의료기관 소재지의 보건소장을 거쳐 특별시장 · 광역시장 또는 도지사(이하 "시 · 도지사"라 한다)에게 특정수혈부작용발생사실을 신고하여야 한다.

108. 특정수혈부작용에 대한 내용으로 옳지 않은 것은?

① 의료기관의 장은 실태조사에 협조해야 한다.
② 의료기관의 장은 시 · 도지사에게 신고해야 한다.
③ 특정수혈부작용이란 사망, 장애 등을 포함한다.
④ 혈액원 또한 실태조사에 협조해야 한다.
⑤ 신고받은 시 · 도지사는 혈액원장에게 실태조사를 하여야 한다.

해설 〈법10조: 특정수혈부작용에 대한 조치, 규칙13조〉

109. 특정수혈부작용으로 사망자가 발생한 경우 의료기관의 장의 신고기간은?

① 지체없이　② 3일
③ 7일　④ 15일
⑤ 30일

해설 〈법10조: 특정수혈부작용에 대한 조치, 규칙13조〉

110. 「혈액관리법」상 시 · 도지사는 매월말 기준으로 특정수혈부작용발생현황보고서를 작성하여 다음달 (　　　　)까지 (　　　　)에게 제출하여야 한다. (　　　　)은?

① 3일, 시 · 도지사
② 7일, 시장 · 군수 · 구청장
③ 10일, 보건복지부장관
④ 10일, 보건소장
⑤ 7일, 대한적십자사 회장

해설 〈규칙13조: 특정수혈부작용의 신고 등〉 시 · 도지사는 매월말 기준으로 특정수혈부작용발생현황보고서를 작성하여 다음달 10일까지 보건복지부장관에게 제출하여야 한다. 다만, 사망의 경우에는 지체 없이 제출하여야 한다.

정답

107. ①　108. ⑤　109. ①
110. ③

111. 특정수혈부작용이 발생한 경우 그 발생원인을 파악하기 위해 실태조사를 하는 자는?

① 대한적십자사 회장 ② 병원장
③ 보건소장 ④ 혈액원장
⑤보건복지부장관

해설 〈법10조: 특정수혈부작용에 대한 조치〉

112. 특정수혈부작용의 신고 및 조치에 관한 설명 중 옳지 <u>않은</u> 것은?

① 의료기관의장은 특정수혈부작용 발생사실을 확인한 날부터 15일 이내 당해의료기관 소재지의 보건소장을 거쳐 시 · 도지사에게 특정수혈부작용발생사실을 신고하여야 한다.
② 사망의 경우 지체 없이 신고한다.
③ 시 · 도지사는 매월말 기준으로 특정수혈부작용발생현황보고서를 작성하여 다음달 10일까지 보건복지부장관에게 제출하여야 한다.
④ 의료기관의 장은 특정수혈부작용이 발생한 경우에는 그 사실을 보건복지부장관에게 신고하여 야 한다.
⑤ 혈액원장은 특정수혈부작용에 발생한 경우 그 사실을 시 · 도지사에게 신고하여야 한다.

해설 〈법10조: 특정수혈부작용에 대한 조치, 규칙13조〉

113. 특정수혈 부작용 발생신고 시 발생원인을 위한 실태조사 항목에 포함되지 <u>않는</u> 것은?

① 수혈자의 인적사항 및 의무기록조사
② 헌혈자의 헌혈기록
③ 수혈자 및 헌혈자의 특정수혈부작용 진료내역
④ 헌혈혈액 보관검체 검사결과확인
⑤ 혈액의 보관온도

해설 〈법10조: 특정수혈부작용에 대한 조치, 규칙13조〉

114. 의료기관의 장은 특정수혈부작용이 발생한 경우에는 누구에게 신고해야 하는가?

① 질병관리청장 ② 시 · 도지사
③ 혈액원장 ④ 대한적십자사 회장
⑤ 행정안전부장관

해설 〈법10조: 특정수혈부작용에 대한 조치, 규칙11 · 13조〉

정답

111. ⑤ 112. ⑤ 113. ⑤
114. ②

115. 「혈액관리법」상 헌혈이 직접적인 원인이 되어 사망한 채혈부작용 및 특정수혈부작용에 대한 보상금은 누가 지급하는가?

① 보건복지부　② 혈액원
③ 대한적십자사 회장　④ 질병관리청
⑤ 한국건강관리협회

해설 〈법10조의2: 특정수혈부작용 및 채혈부작용의 보상, 규칙2조〉

116. 「혈액관리법」상 혈액원이 지급할 수 있는 특정수혈부작용 및 채혈부작용에 대한 보상금의 범위에 해당하지 않는 것은?

① 장제비　② 진료비
③ 일실소득　④ 부상자에 대한 보상금
⑤ 사망한 자에 대한 일시보상금

해설 〈법10조의2: 특정수혈부작용 및 채혈부작용의 보상〉

117. 「혈액관리법」상 혈액원이 특정수혈부작용 및 채혈부작용에 대한 보상금을 지급할 수 있는 경우는?

① 혈액원이 공급한 혈액이 직접적인 원인이 되어 질병이 발생하거나 사망한 특정수혈부작용자
② 헌혈이 간접적인 원인이 되어 질병이 발생한 경우
③ 채혈부작용이라고 결정된 사람 또는 그 가족이 손해배상청구소송 등을 제기한 경우
④ 헌혈이 간접적인 원인이 되어 사망한 특정수혈부작용자인 경우
⑤ 채혈부작용이 헌혈자 본인의 고의 또는 중대한 과실로 인하여 발생한 경우

해설 〈법10조의2: 특정수혈부작용 및 채혈부작용의 보상〉 헌혈이 직접적인 원인이 되어 질병이 발생하거나 사망한 채혈부작용자 및 혈액원이 공급한 혈액이 직접적인 원인이 되어 질병이 발생하거나 사망한 특정수혈부작용자일 경우 보상금 지급.

118. 「혈액관리법」상 특정수혈부작용 및 채혈부작용에 대한 보상금 지급에 관한 설명 중 옳지 <u>않은</u> 것은?

① 채혈부작용이 헌혈자 본인의 고의 과실로 인하여 발생한 경우 보상금을 지급하지 아니할 수 있다.
② 보상금의 범위에는 장애인이 된 자에 대한 일시보상금도 있다.
③ 보상금의 범위에는 진료비, 일실(逸失)소득, 위자료 등이 있다.
④ 혈액의 공급과정에서 혈액원의 과실이 없는 경우에는 위자료만 지급할 수 있다.
⑤ 보상금의 산정 및 지급 등에 필요한 사항은 대통령령으로 정한다.

해설 〈법10조의2: 특정수혈부작용 및 채혈부작용의 보상〉 그 밖에 보상금의 산정 및 지급 등에 필요한 사항은 보건복지부령으로 정한다.

정답

115. ②　116. ④　117. ①
118. ⑤

119. 혈액원이 지급할 수 있는 보상금의 범위가 아닌 것은?

① 진료비 ② 장제비
③ 입원비 ④ 위자료
⑤ 사망자에 대한 일시보상금

해설 〈법10조의2: 특정수혈부작용 및 채혈부작용의 보상, 규칙13조의2〉

120. 혈액원이 혈액관리업무에 관한 기록을 작성하고 10년간 보존하여야 하는 것이 아닌 것은?

① 헌혈기록카드 ② 부적격혈액처리현황
③ 헌혈자 혈액정보 통보기록 ④ 헌혈혈액 보관검체 검사결과
⑤ 특정수혈부작용발생신고기록

해설 〈법12조: 기록의 작성등, 규칙14조〉

121. 혈액원에서 혈액관리업무(전자혈액관리업무기록포함)에 관한 기록 보존기간은?

① 1년 ② 5년 ③ 7년
④ 10년 ⑤ 20년

해설 〈법12조: 기록의 작성등, 규칙14조〉

122. 보건복지부장관이 혈액관리업무 심사평가에서 정기평가는 몇 년마다 실시하는가?

① 1년 ② 2년 ③ 3년
④ 4년 ⑤ 5년

해설 〈법13조: 검사 등, 영7조의2〉

123. 수혈비용의 보상에 대한 설명으로 옳지 않은 것은?

① 수혈비용의 보상은 혈액원의 의료기관에 대한 혈액공급가액과 의료기관의 혈액관리료 및 수혈수수료를 합한 금액으로 한다.
② 의료기관은 수혈비용의 보상을 받고자 할 때에는 수혈비용청구서에 수혈자내역서를 첨부하여 대한적십자사 회장에게 청구하여야 한다.
③ 의료기관은 수혈을 받은 자의 진료비중 본인이 부담하여야 할 비용에서 대한적십자사 회장에게 청구하는 금액을 공제하여야 한다.
④ 수혈을 받은 자가 수혈비용의 일부를 지급받은 경우에는 그 금액을 제외한 금액으로 보상할 수 있다.
⑤ 대한적십자사 회장은 수혈비용의 보상청구를 받은 때에는 그 청구를 받은 날부터 2월 이내에 이를 보상하여야 한다.

해설 〈법14조, 규칙17조〉

정답

119. ③ 120. ④ 121. ④
122. ② 123. ⑤

124. 의료기관이 수혈비용의 보상받고자 할 때 누구에게 청구하는가?

① 대한적십자사 회장 ② 보건소장
③ 시 · 도지사 ④ 혈액원장
⑤ 시장 · 군수 · 구청장

해설 〈법14조, 규칙17조〉

125. 대한적십자사 회장는 의료기관이 수혈비용의 보상 청구를 받은 때에는 그 청구를 받은 날부터 언제까지 보상하여야 하는가?

① 1주 이내 ② 2주 이내 ③ 3주 이내
④ 1개월 이내 ⑤ 2개월 이내

해설 〈법14조, 규칙17조〉

126. 헌혈증서의 발급과 수혈비용의 보상에 대한 설명으로 옳지 않은 것은?

① 헌혈자로부터 헌혈을 받았을 때에는 헌혈 증서를 헌혈자에게 발급하여야 한다.
② 헌혈증서를 양도받은 사람은 의료기관에 헌혈 증서를 제출하면 무상으로 수혈 받을 수 있다.
③ 대한적십자사 회장은 수혈비용의 보상청구를 받은 때에는 청구받은 날부터 1월 이내에 보상하여야 한다.
④ 무상으로 수혈 받을 수 있는 혈액제제량은 헌혈 2회당 혈액제제 1단위로 한다.
⑤ 헌혈증서를 양도받은 사람으로부터 수혈을 요구받은 의료기관의 장은 정당한 이유없이 거부하지 못한다.

해설 〈법14조, 규칙15~17조〉

127. 헌혈환급적립금의 사용 용도로 옳지 않은 것은?

① 수혈비용의 보상 ② 헌혈의 장려
③ 혈액관리와 관련된 연구 ④ 대한적십자사의 전산화에 대한 지원
⑤ 특정수혈부작용에 대한 실태조사 및 연구

해설 〈법15조, 영8조〉

128. 혈액원이 헌혈자로부터 헌혈을 받았을 때 헌혈환급예치금은 누구에게 내는가?

① 대한적십자사 회장 ② 병원장 ③ 보건소장
④ 혈액원장 ⑤ 보건복지부장관

해설 〈법15조〉

정답

124. ① 125. ④ 126. ④
127. ④ 128. ⑤

2023

최신·적중 임상병리사를 위한

의료관계법규 예상문제

발 행 일 2018년 8월 15일 1판 발행
2023년 8월 10일 5판 발행

편 저 자 편집부

발 행 인 김재민

발 행 처 정문각JMK
서울특별시 마포구 백범로 104, 봉화빌딩 4층

출판등록 2011년 1월 19일 제2011–000035호

전 화 02)713–0421~3

팩 스 02)704–6265

전자우편 jmk@jmkp.co.kr

홈페이지 www.jmkp.co.kr

정 가 15,000원

ISBN 979-11-6260-302-4 94510